脳を刺激！ 1日3分
ガボール・トレーニングで視力は回復する

監修
本部千博
Honbe Kazuhiro

PHP

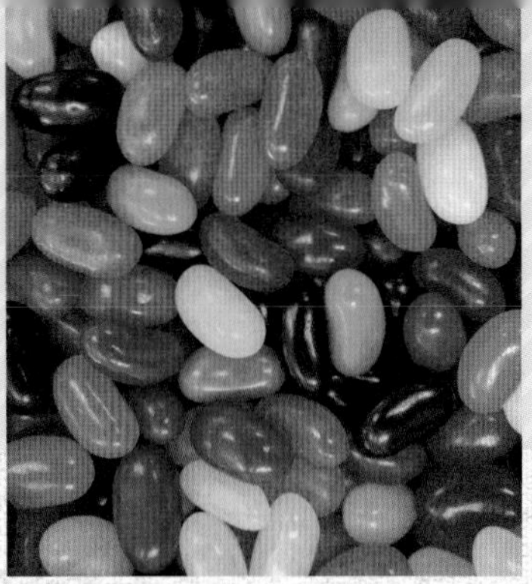

はじめに

20代から60代の男女１０００人を対象とした調査*によると、日本人の70%以上はメガネまたはコンタクトレンズを使用しているという結果が出ています。

この数字は、実は私自身が日頃から実感していることと一致しています。

近視や老眼で視力が低下すると、「もう回復することはないだろう」と考え、すぐにメガネや老眼鏡、コンタクトレンズを誂《あつら》える方がたくさんいます。私の眼科クリニックにも、日々そうした方が多く来院されます。

メガネや老眼鏡、コンタクトレンズの使用を検討している方、またそれらを買い直そうと考えている方は、ひとまず本書を利用してみてください。簡単なトレーニングで、本来の視力を取り戻せる可能性が充分にあります。視力が低下しても、トレーニングを続けるだけで、元の視力に回復することは珍しくないのです。長年メガネやコンタクトレンズを使用している人でも、裸眼で日常生活を送れるようになるケースを、これまで数多く見てきました。

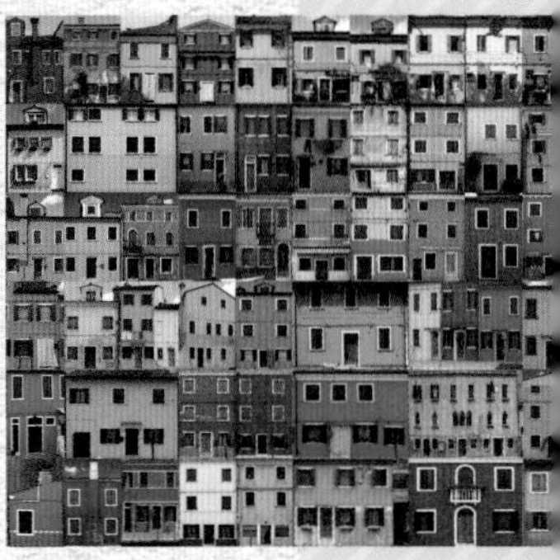

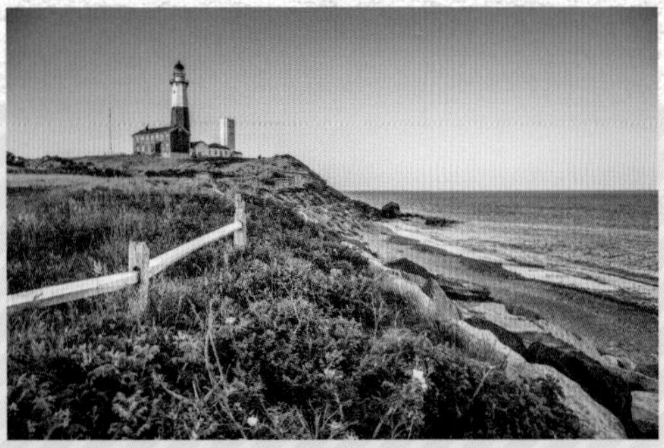

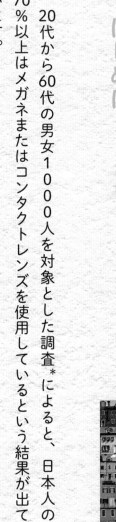

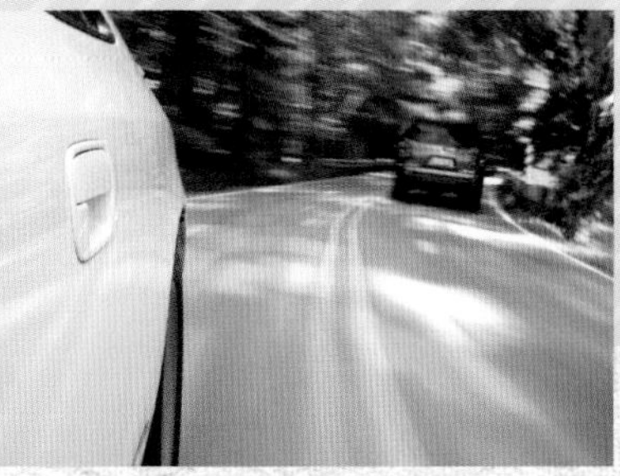

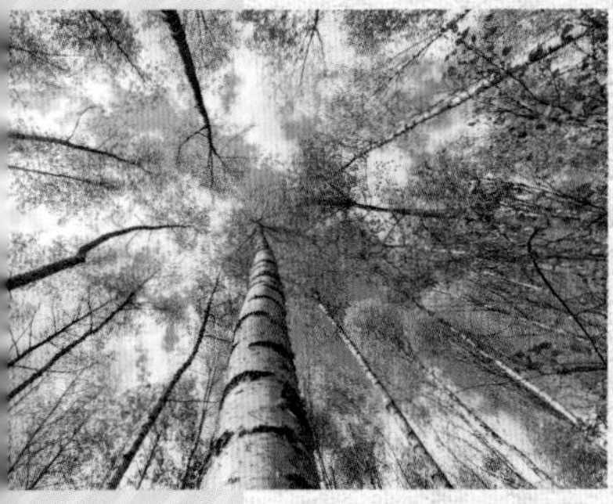

視力を回復するポイントは2つあります。

ひとつは「目を正しくきちんと使う」こと。

もうひとつは「脳を活性化させる」ことです。

本書では、この2つがなぜ視力の回復に役立つのかというお話とともに、視力と脳の活性化に役立つガボール・パッチと写真を活用したトレーニングを紹介しています。

トレーニングはどれも、近視や老眼だけでなく、乱視、遠視、疲れ目、かすみ目、ドライアイなど、さまざまな目のトラブルの解消にも効果が期待できます。

毎日楽しみながらトレーニングを続けることで、目と脳の両面から本来の機能を取り戻し、5年後、10年後に、一人でも多くの方が「このトレーニングを行なって本当によかった」と思ってくだされば、うれしく思います。

本部千博

＊マクロミル調べ『視力補正やメガネに関する調査（２０１８年）』

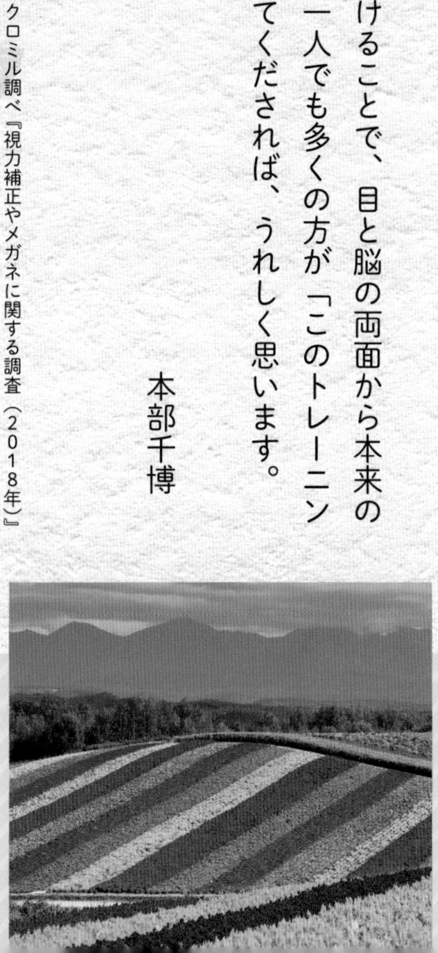

目と脳を活性化する ガボール・トレーニングの方法

ガボール・トレーニングの効果をムダなく発揮するためのポイントです。毎日取り組むことで目の周りや脳の血流がアップし、酸素や栄養分が充分に行き渡ることで、目や脳の働きが改善されます。

1 同じガボール・パッチを探しましょう

ガボール・トレーニングの基本ルールは、同じガボール・パッチを探すことです。模様と角度が同じものを探しましょう。ひとつのパターンを探し終わったら、次に別のものを選び、またそれと同じものを選びます。

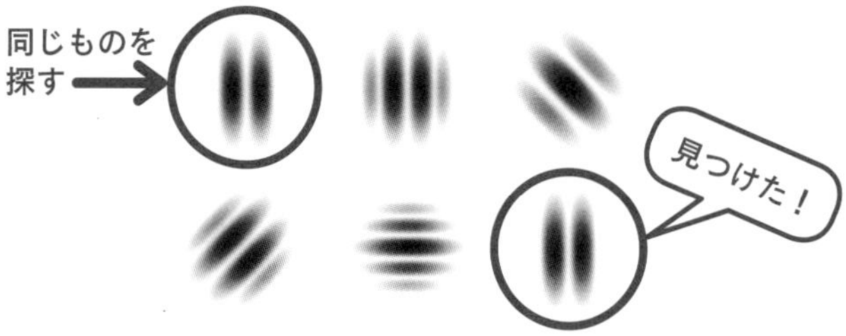

2 1日分を毎日1回、3～5分程度

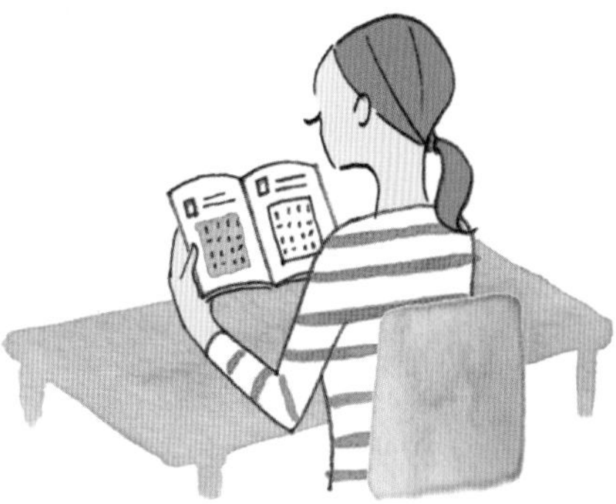

ガボール・トレーニング1日分の時間の目安は、ステップ①、②を合わせて３～５分程度です。ガボール・パッチが多くても少なくても、全部を行なう必要はありません。まばたきも自然にしてください。時間帯にも制限はありませんので、自分の生活リズムに合わせて行ないましょう。万が一、目の疲れや不快感が生じた場合は、すみやかに中止してください。

3 写真トレーニングは1回1分程度

ガボール・トレーニングを２日続けたあとは、目と脳に働きかける写真トレーニングを２日行ないます（一部を除く）。それぞれの写真トレーニングに記載されている方法で、１分程度（一部を除く）を目安に、目と脳を働かせて楽しんでください。

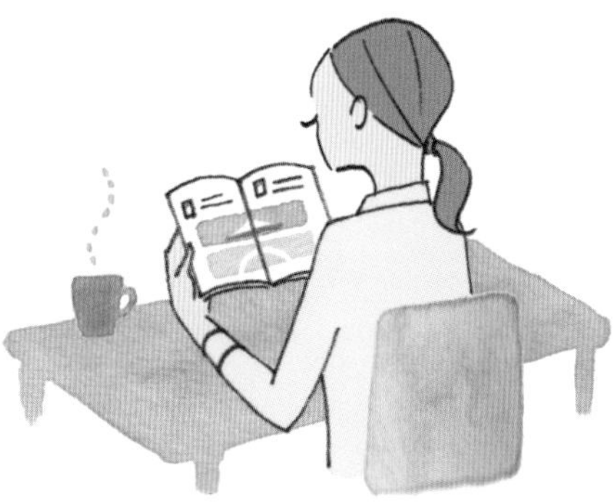

4 30～40cm 離して目だけを動かしましょう

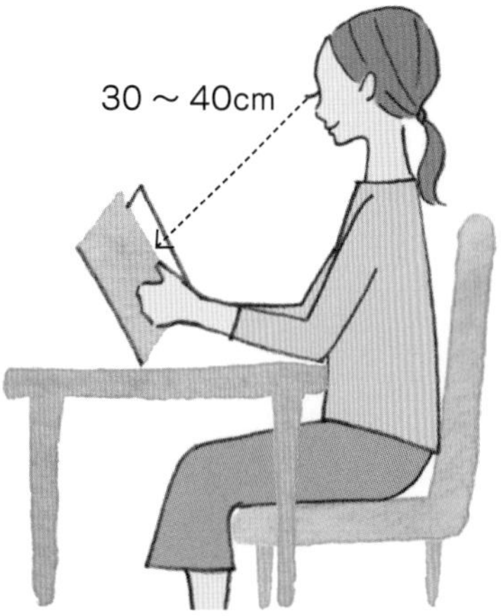

トレーニングは、イスに座って机の上で腕を軽く伸ばし、30 ～ 40cm 程度離して行ないます。体や頭は動かさず、目だけを動かすことがポイントです。肩の力を抜き、無理のない体勢でリラックスして行ないましょう。

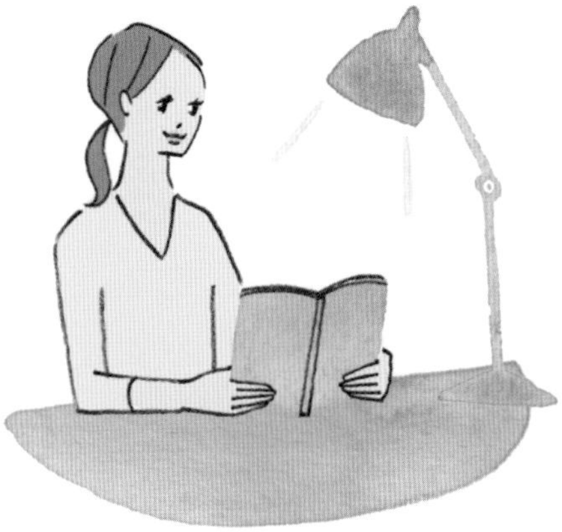

5 明るい部屋で行ないましょう

トレーニングはメガネや老眼鏡、コンタクトレンズを装着したままで大丈夫です。裸眼でも問題はありませんが、あまりにも見えづらい状態だと効果が得られない場合があります。暗い部屋では行なわず、明るいところで実施してください。

6 できるだけ毎日行ないましょう

本書では毎日続けやすいように 31 日分のプログラムで構成しています。トレーニングの効果にはどうしても個人差が生じますので、すぐに効果を感じなかったとしても、継続的に行なうことが、視力や脳力の低下予防と改善の秘訣です。無理をして 1 日に長時間行なうよりも、「少しずつ」をできるだけ毎日継続することのほうが、より効果が期待できます。

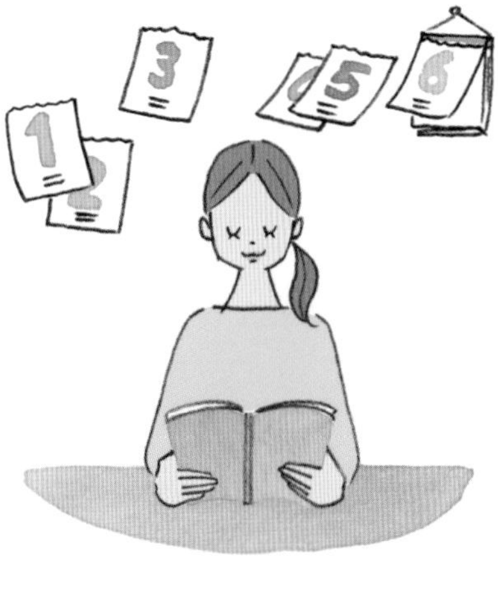

※効果には個人差があります。
※トレーニング中に目や体に不快感や不調を感じたときは、すみやかに中止してください。

脳を刺激！ 1日3分 ガボール・トレーニングで視力は回復する

目次

PART 1

「目」と「視力」の基礎知識
——ガボール・トレーニングを始める前に

PART2 のガボール・トレーニングを始める前に、「目」と「視力」について、おさらいしておきましょう。目やその周囲の筋肉の成り立ちや、視力低下のしくみを理解しておけば、トレーニング効果も高まります。

ガボール・トレーニングを始めましょう

ぼやけた画像が「脳の補完力」を刺激し、眼筋の活性化や視力回復を促します

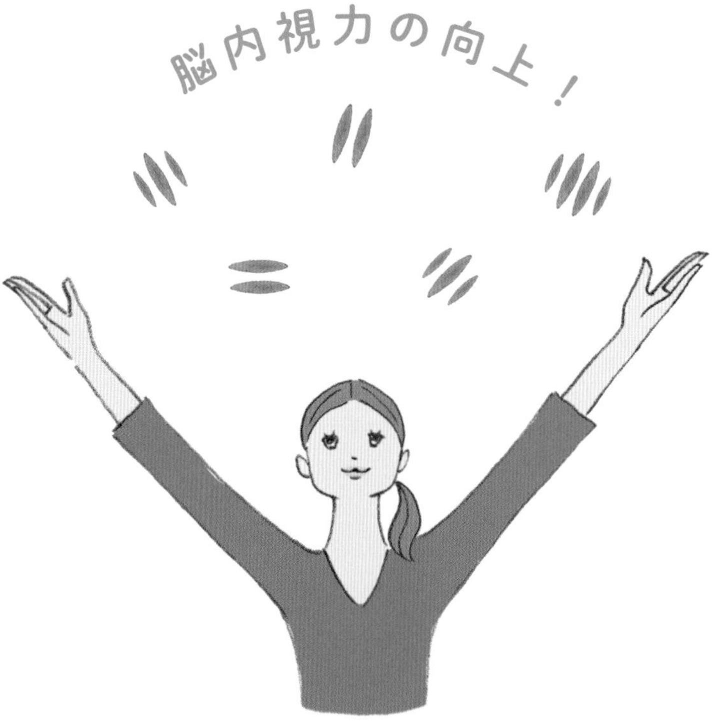

脳内視力を高める

「ガボール・トレーニング」とは、「ガボール・パッチ」という「ぼやけた縞模様」を用いて行なう視力活性法です。視覚的に捉えにくいぼやけたものをあえて見ることで、脳と視力の活性化を図る方法として注目されています。

ガボール・パッチは、ホログラフィーの発明で1971年にノーベル物理学賞を受賞した英国の物理学者、デニス・ガボール氏が考案したもので、もともと心理学の分野で活用されていました。

視力の側面から注目されるようになったのは、つい最近のことです。

2017年にアメリカの『ニューヨークタイムズ』に、視力に対する有効性を示す記事が掲載されたことから、アメリカを中心に大きな反響が巻き起こりました。

ガボール・パッチを使ったトレーニングは、脳の視覚を司る部位を刺激し、脳で見る力、すなわち「脳内視力」の向上に寄与すると考えられています。

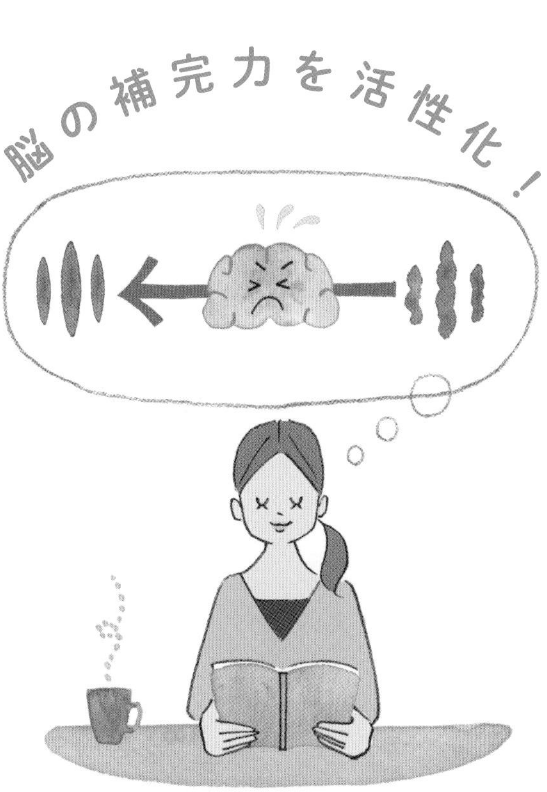

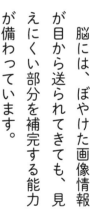

脳の補完力を活性化

脳には、ぼやけた画像情報が目から送られてきても、見えにくい部分を補完する能力が備わっています。

つまり、実際には視覚で捉えられていないところも、あたかもはっきり見えているように画像処理する力が、脳にはあるのです。

この「脳の補完力」はとても優れていて、緑内障で視野が大幅に欠落していても気づかない人がいるほどです。

しかし、スマートフォンやポータブルゲームの長時間にわたる使用などで、脳の情報処理能力は低下していきます。脳内視力も同様です。

ガボール・パッチを使ったトレーニングは、脳の神経細胞同士の情報のやり取りを活発にすると言われています。

つまり、あえてピンボケの画像情報を受け取ることにより、脳は必死でそれを解析しようとがんばり、結果的に目と脳の活性化につながるというわけです。

毎日1時間半ずつ1週間にわたってガボール・パッチを使ったトレーニングを行ったところ、視力が向上し、コントラスト感度（明暗の差を見分けられる能力）も改善したというアメリカのカリフォルニア大学とブラウン大学による報告があります*。このほか、高齢者に多い周辺視野感度や動体視力の低下も、ガボール・パッチを使ったトレーニングで予防・改善が目指せると言われています。

*Improving Vision among Older Adults:Behavioral Training to Improve Sight.
Denton J.DeLoss,Takeo Watanabe,and George J.Andersen
Psychol Sci.2015 April;26 (4):456-466.

どうして目は悪くなるのでしょうか？

目の構造と視力低下のしくみを知っておきましょう

ものが見えるしくみ

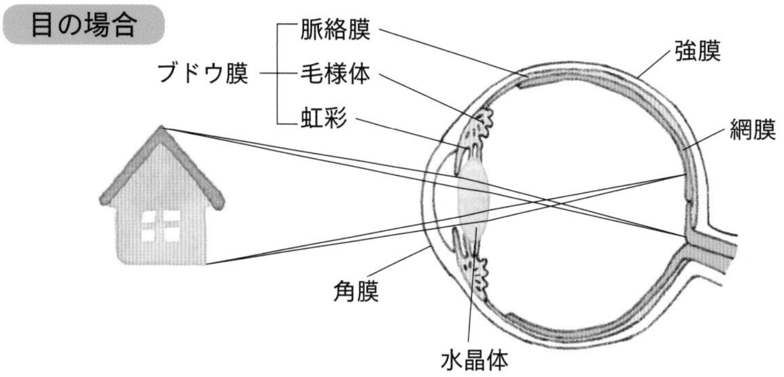

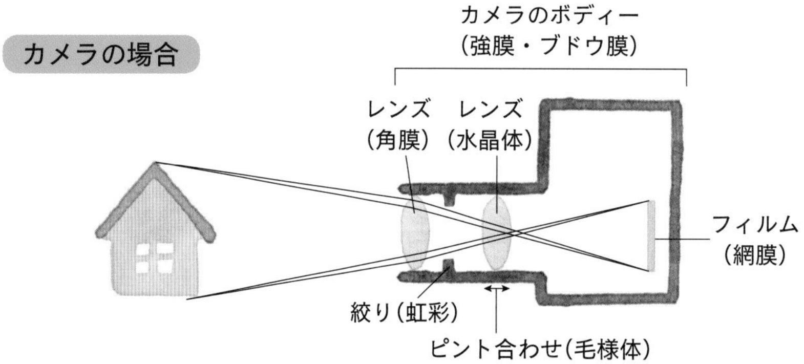

目の構造

視力が低下しても、適切なトレーニングで目と脳の働きを活性化することにより、視力を回復できることが考えられます。

そのことを充分に理解していただくために、ここで改めて、視力が低下するしくみを簡単に説明しましょう。

目の構造は、カメラにたとえて説明すると、わかっていただきやすいでしょう。

カメラのレンズに相当するのが、目の表面を覆っている「角膜」と、その奥にある「水晶体」です。

外から入ってきた光は角膜で屈折し、そのあとカメラの〝絞り〟に相当する「虹彩」と呼ばれる黒目の部分で光量が調整されます。

明るい場所では虹彩の中心にある瞳孔が小さくなり、暗い場所では瞳孔が大きくなって、目に入る光を加減しているのです。

虹彩で調整された光は、その後ろにある水晶体で再び屈折し、最終的なピント合わせが行なわれます。

近視・遠視・乱視のしくみ

近視

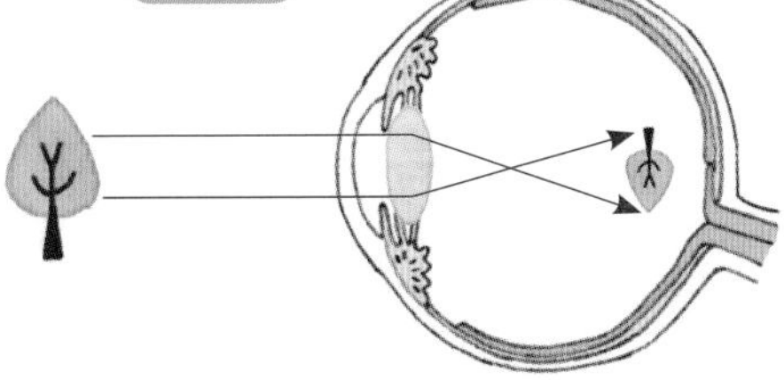

角膜と水晶体の屈折率が高いため、
網膜より手前で像を結んでしまう。

遠視

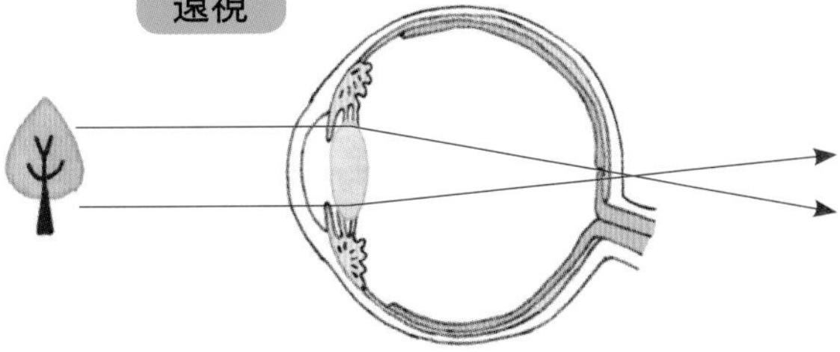

角膜と水晶体の屈折率が低いため、
網膜より奥で像を結んでしまう。

乱視

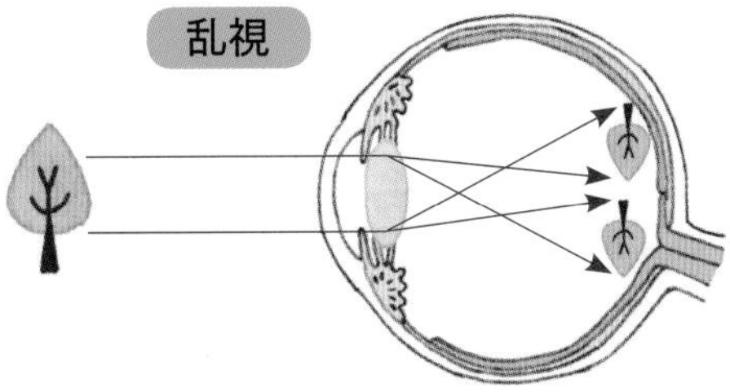

角膜と水晶体の屈折がおかしくなり、複数の像を結んでしまう。

眼筋の役割はピント調節

水晶体はとても弾力に富んだ構造をしていて、水晶体を支えている「毛様体」という筋肉が伸びたり縮んだりしながら、水晶体の厚さを自在に変えることにより、適宜ピントが調節されています。

近くのものを見るときは、毛様体が収縮して水晶体を厚くし、近くにピントを合わせます。一方、遠くのものを見るときは、毛様体がゆるんで水晶体が薄くなり、遠距離にピントを合わせます。

水晶体でピント調整が行なわれた光は、眼球の奥にある「網膜」で像を結びます。

近視と遠視の理由

網膜というフィルムに映された像は上下左右が逆になっていますが、脳で正しい向きに修正されます。いわば目と脳の連携プレーにより、私たちはものを正しく見ることができているのです。

通常は網膜上で像が結ばれ、ピントはぴたりと上手く合うしくみになっています。ところが、角膜と水晶体の屈折率が高いと、網膜の手前でピントが合ってしまいます。こうなると、近くのものは見えますが、遠くのものがぼやけてしまいます。これが近視と呼ばれる状態です。

逆に、角膜と水晶体の屈折率が低く、網膜より後ろでピントが合ってしまうと、遠視になります。遠視の人は、近くのものも遠くのものも見えづらいのが特徴です。

眼筋の疲労が視力低下の誘因になります

現代社会に暮らす私たちの眼は疲れ切っています

目の周りの筋肉

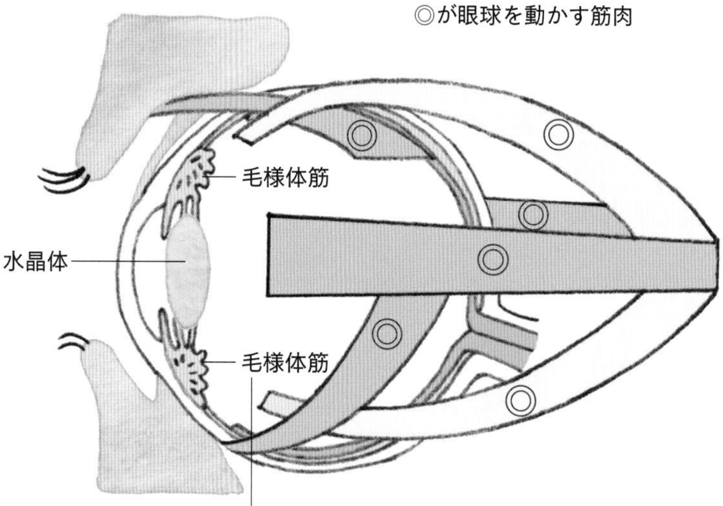
毛様体筋は、水晶体（レンズの役割）を伸び縮みさせて目のピント調節をする筋肉

近くを見続けると……

視力が低下する原因のひとつは、水晶体のピント調節を行なっている「毛様体」の疲労です。近年はパソコンやスマートフォン（以下スマホ）の普及により、「近くを見ている時間の長い人」が増えていますが、これが毛様体に大きな負担をかけます。

長時間にわたって同じところを見続けていると、毛様体がずっと緊張を強いられ、疲弊してしまいます。

その結果、ふいに視線を移したときにピント調節が遅れ、一瞬ぼやけた状態になりますが、目を少し休ませると、毛様体の緊張がゆるんで、本来の機能が戻ります。

しかし、目を休ませることなく、毎日何時間もスマホの画面を見続けたり、暗い部屋でテレビやタブレットをずっと見ていたり、仕事などでパソコンを四六時中使っていたりすると、毛様体の緊張が解けなくなり、ピントの合わない状態が定着してしまい、視力の低下を引き起こしてしまうのです。

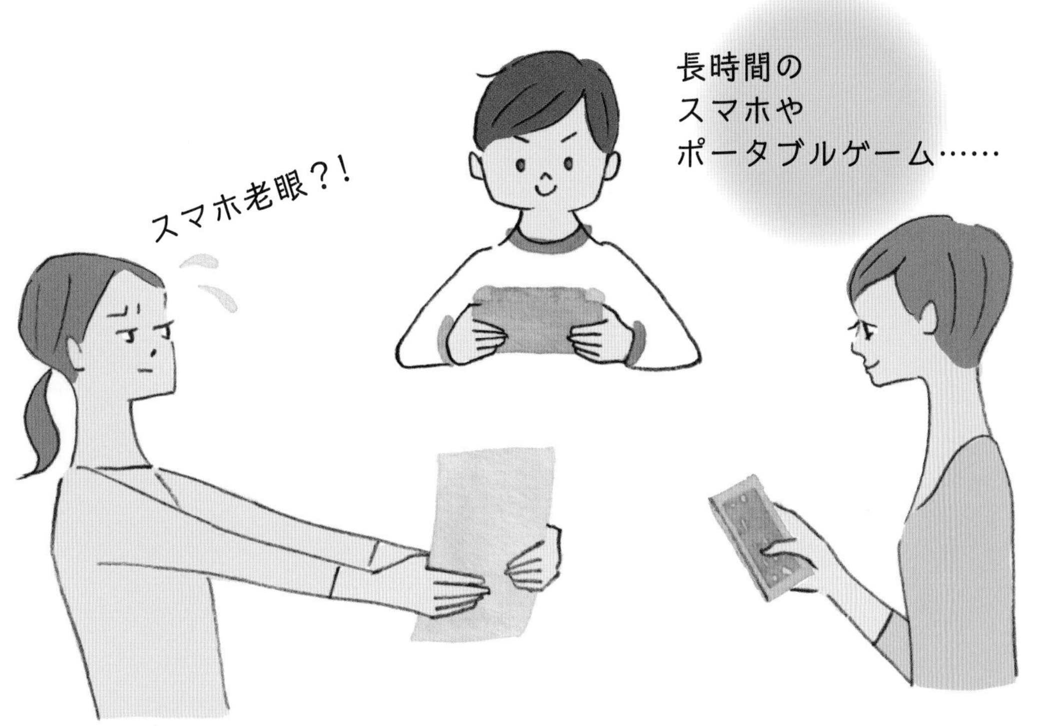
長時間の
スマホや
ポータブルゲーム……
スマホ老眼?!

スマホ老眼が増えている?!

加齢でも毛様体の機能は低下します。水晶体の弾力も年齢とともに失われますから、年をとると近くのものにピントを合わせることが難しくなります。これが老眼です。

近年は若い人からも、「手元の文字が見えづらい」という声をよく聞きます。スマホの長時間使用で毛様体が疲弊し、ピント調節が困難となり、〝スマホ老眼（調節緊張）〟になっているのです。

目の血流不足

毛様体が疲弊するのは、血流が悪くなるためです。

目とその周辺はもともと血流量が少なく、心臓から遠いために血流が停滞しやすい部位です。特に、日常的に近くのものや狭い範囲ばかり見ている人は、眼球を支えている「外眼筋」をあまり使わないため、目とその周辺が血流不足に陥りやすくなります。

外眼筋を動かさない生活で、目の血流が悪くなると、毛様体に充分な酸素や栄養が届かなくなり、ピント調節に支障が出てきます。

さらに、毛様体は角膜や水晶体に栄養を届けたり、老廃物を回収したりしているリンパ液（房水）の分泌・循環にも関わっているため、毛様体の衰えは角膜や水晶体にも大きなダメージを及ぼします。

これは近視や遠視の誘因になるほか、眼精疲労や白内障、緑内障などの進行にもつながりやすくなります。

眼筋の緊張緩和と脳の活性化が大切です

「脳で見る力」を高めて視力を回復しましょう

目への負荷を回避しようと
脳が視力を下げてしまう?!

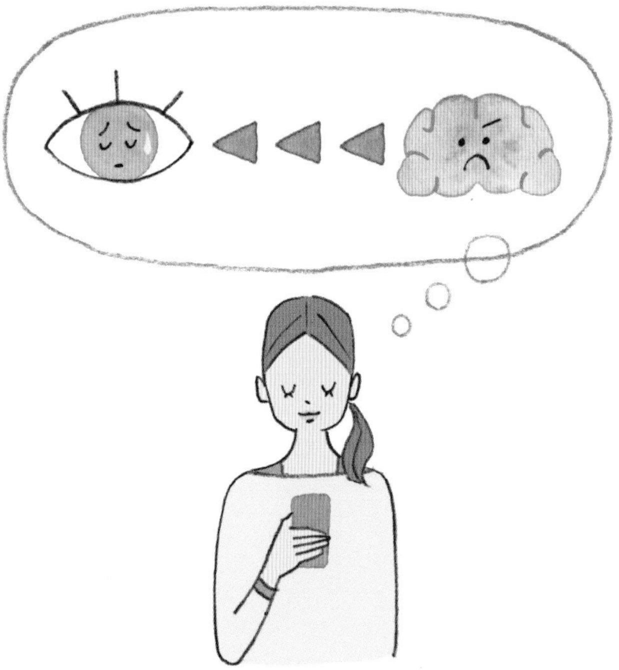

脳が視力低下を促す?!

実は、近くのものばかり見ていると、脳が視力の低下を進めることがあります。

脳は、全身の〝指令塔〟ではありますが、トップダウンばかりで指令を出しているわけではなく、体調や生活習慣などに応じて柔軟に指令を変えています。

たとえば、いつもスマホの画面を見続けていると、「この人は遠くにピントを合わせる必要はなく、近いものがよく見える目が必要なのだな」と判断し、近くにピントが合う目に変えてしまうのです。

いわば脳は〝よかれ〟と思って指令を出すわけですが、結果的にそれが視力の低下を招くことになるわけです。目を酷使して毛様体が疲弊すると、その情報も脳に届けられます。

目と脳は密接に関係していますから、目に生じていることを脳は「不快」「苦痛」と受け止め、毛様体や眼全体への負荷を回避しようと指令を出し、視力の低下が促されることも考えられるのです。

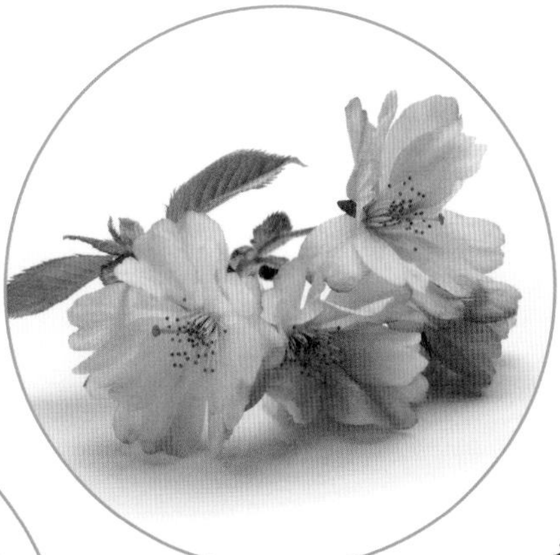

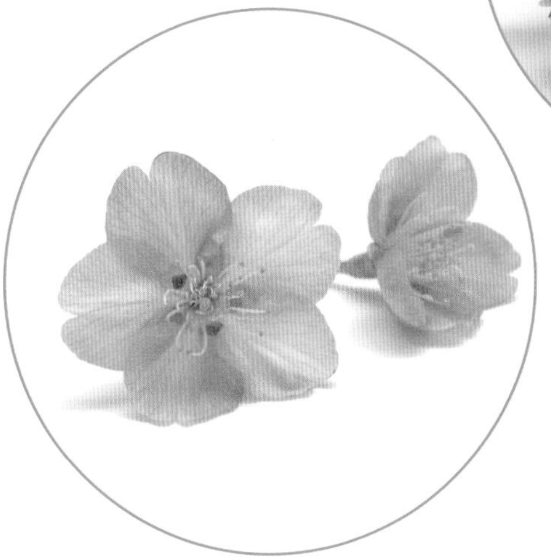

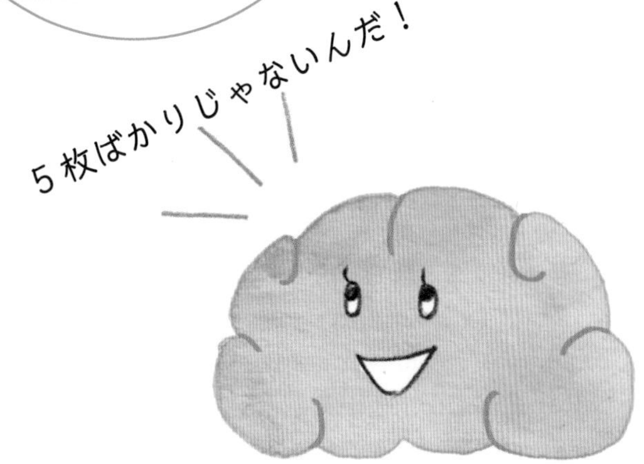

脳の誤解を解く

脳の判断で生じている視力の低下を改善するには、脳の誤解を解く必要があります。

具体的には、意識して遠くを見るようにしたり、視線をあちこちに動かしたりして、「近くのもの以外も見ていますよ」ということを脳にアピールし、いい意味で、脳をだますのです。そうすると、やがて脳は「そうか、遠くも見る必要があるのか」と考え直し、新しい指令、つまり視力を正常な状態に戻す指令を出してくれます。

脳で見る力を高める

視力の低下を防ぐには、脳を怠けさせないことも大切。目から入ってきた情報は、脳で適切に処理されることで初めて認識されます。たとえば、桜の花びらを目にしたとき、その形や色、大きさなどを認識するのは脳の役割です。

しかし、何度も桜を目にしていると、脳はだんだん怠けるようになります。目から入ってきた情報を精査せずに「桜の花びらは5枚でピンク」という固定観念だけで捉えてしまうのです。しかし、実は6枚以上のものもあると知ると、脳は驚き、大いに刺激されます。

このように見慣れた日常生活の中でも、新しい情報を絶えず脳に送って刺激し、脳を活性化させるように心がけると、ものがよく見えるようになることが期待できます。

「見たい」好奇心で老眼・近視を改善しましょう

毎日の「ちょっとした努力」で目と脳は活性化できます

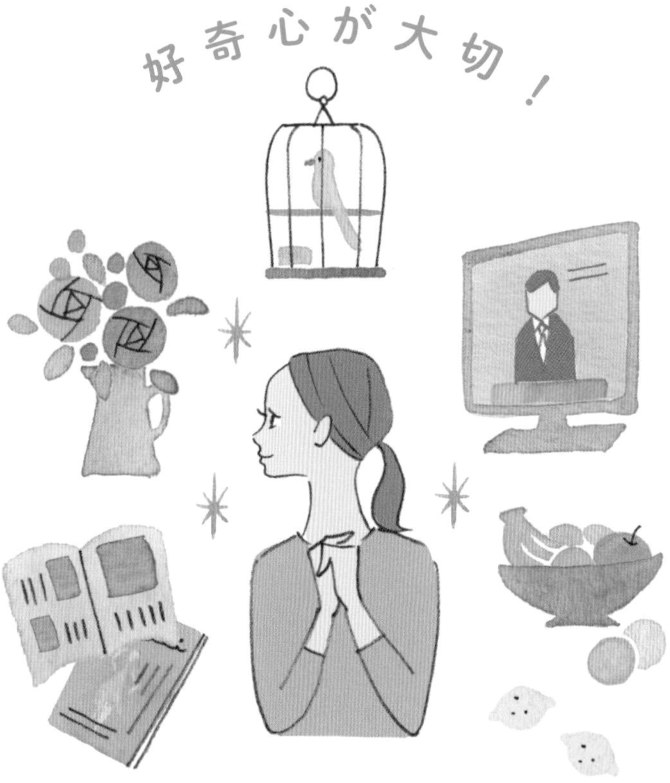

意識して見る

目と脳を大切にすることは、人生を大切にすることと同じ意味だと私は思っています。特に年齢を重ねてからの視力・脳力の維持は、超高齢社会を生きる私たちにとって、とても大切であることを知ってください。

目と脳の状態を若々しく保つには、大変な努力が必要なのではなく、「ちょっとした努力」を続けることがポイントです。

PART2では、ガボール・パッチと写真を活用したトレーニングを31日分掲載しています。毎日1日分のトレーニングを行ない、それを何カ月、何年でも続けてみてください。またPART3では、ガボール・トレーニングと併せて行なうと相乗効果が期待できるエクササイズや体操を掲載しています。

ガボール・パッチも写真も、「見たい」という好奇心を抱き、意識して見ることが大切です。次ページからさっそく始めてみましょう。あなたの目と脳はきっと甦《よみがえ》ります。

PART 2

目と脳を活性化するガボール・トレーニング

ガボール・パッチを組み合わせたシートを毎日１日分見ていきましょう。ガボール・パッチのほかに、目と脳を刺激する写真トレーニングも掲載しています。２つのタイプを組み合わせることで、トレーニング効果がアップします。

1 日目
ステップ①

ガボール・パッチ24 パート1

ガボール・トレーニングの基本です。ガボール・パッチをひとつ選び、それと同じものを探しましょう。ひとつが探し終われば、次にまた別のガボール・パッチを選び、それと同じものを探しましょう。

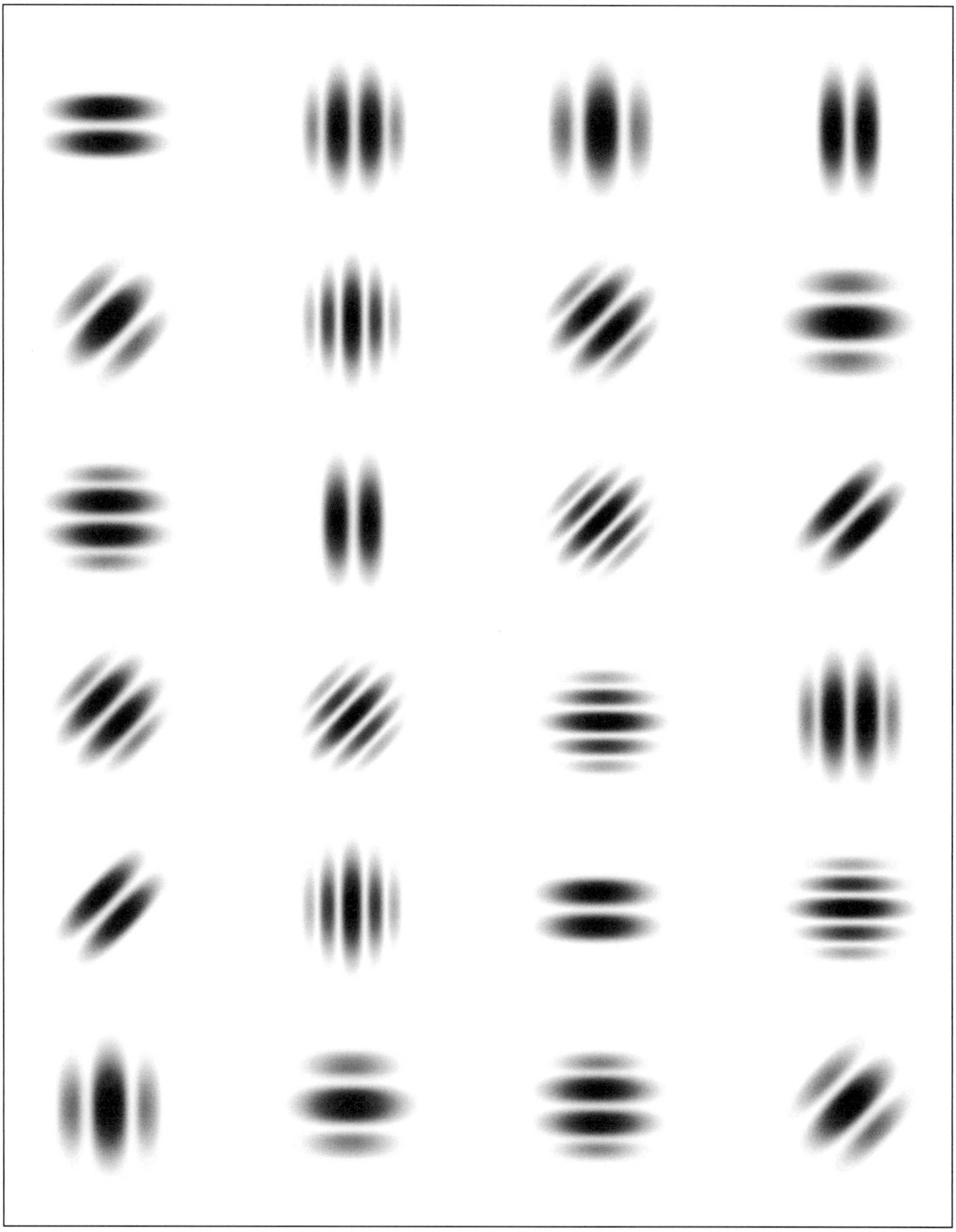

1
日目
ステップ②

ガボール・パッチ24 パート2

薄い背景色がつきました。ガボール・パッチをひとつ選び、それと同じものを探しましょう。ひとつが探し終われば、次にまた別のガボール・パッチを選び、それと同じものを探しましょう。

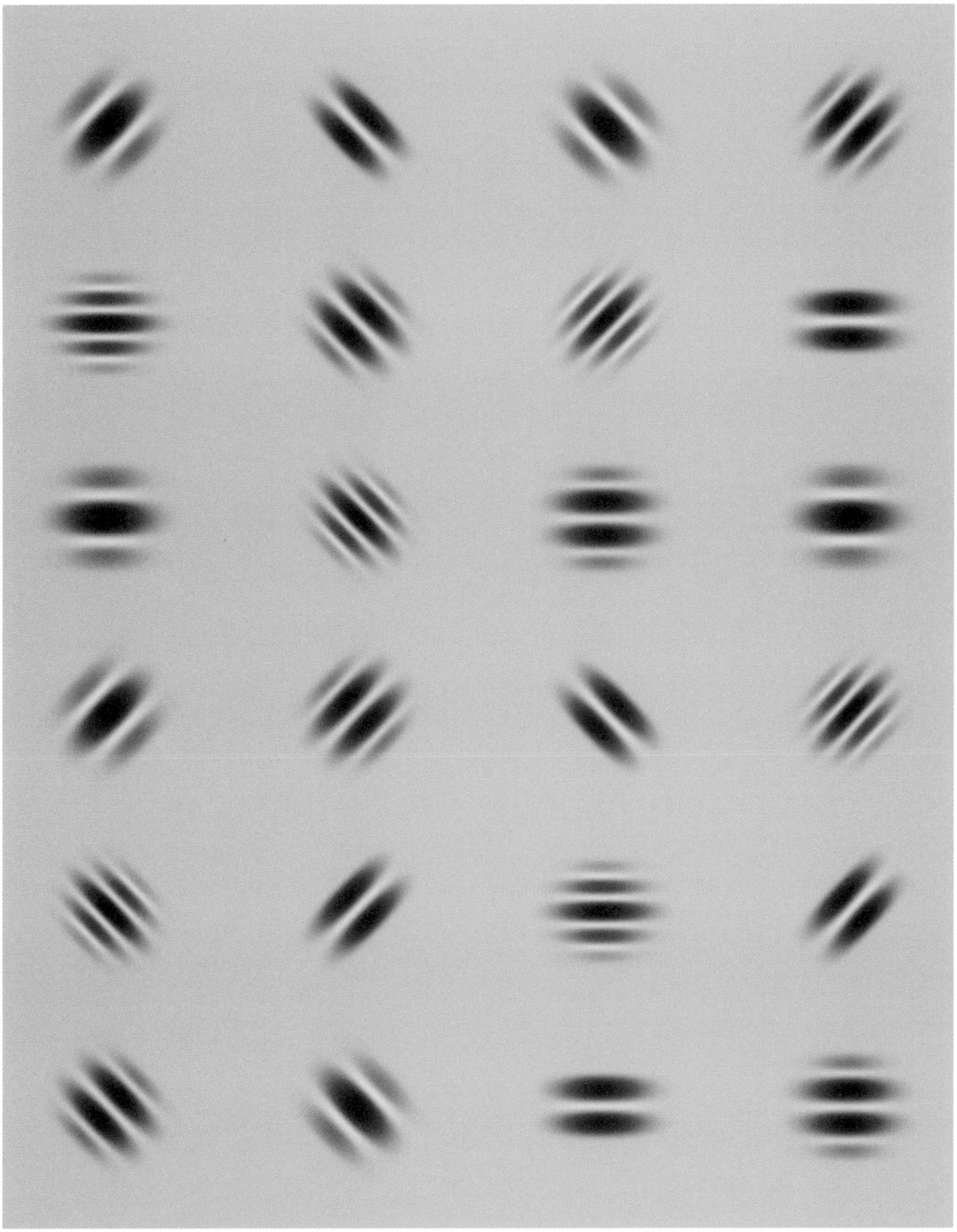

2 日目

ステップ①

ガボール・パッチ24 パート３

前回より背景色が濃くなりました。ガボール・パッチをひとつ選び、それと同じものを探しましょう。ひとつが探し終われば、次にまた別のガボール・パッチを選び、それと同じものを探しましょう。

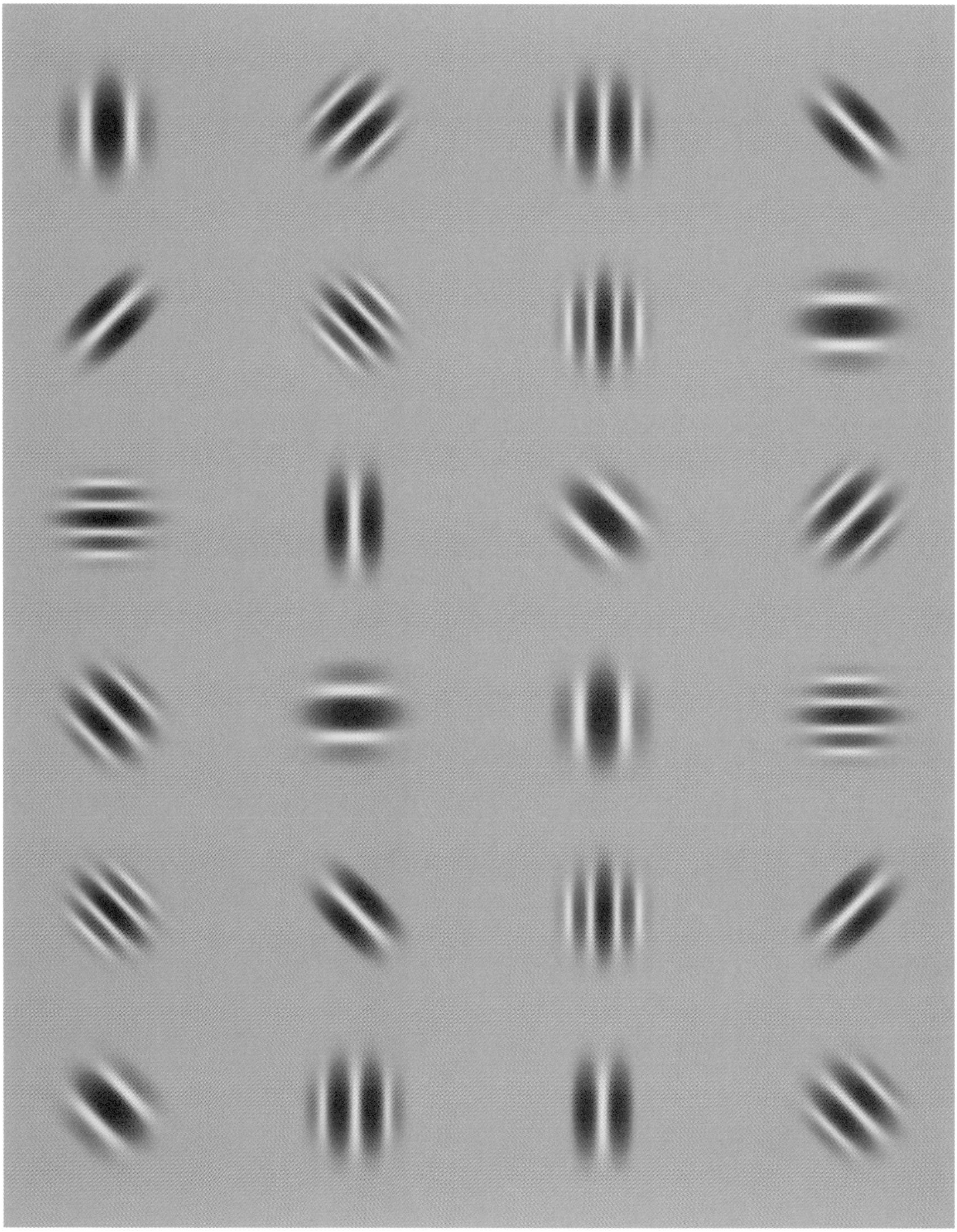

2
日目
ステップ②

ガボール・パッチ24 パート4

背景色がますます濃くなりました。ガボール・パッチをひとつ選び、それと同じものを探しましょう。ひとつが探し終われば、次にまた別のガボール・パッチを選び、それと同じものを探しましょう。

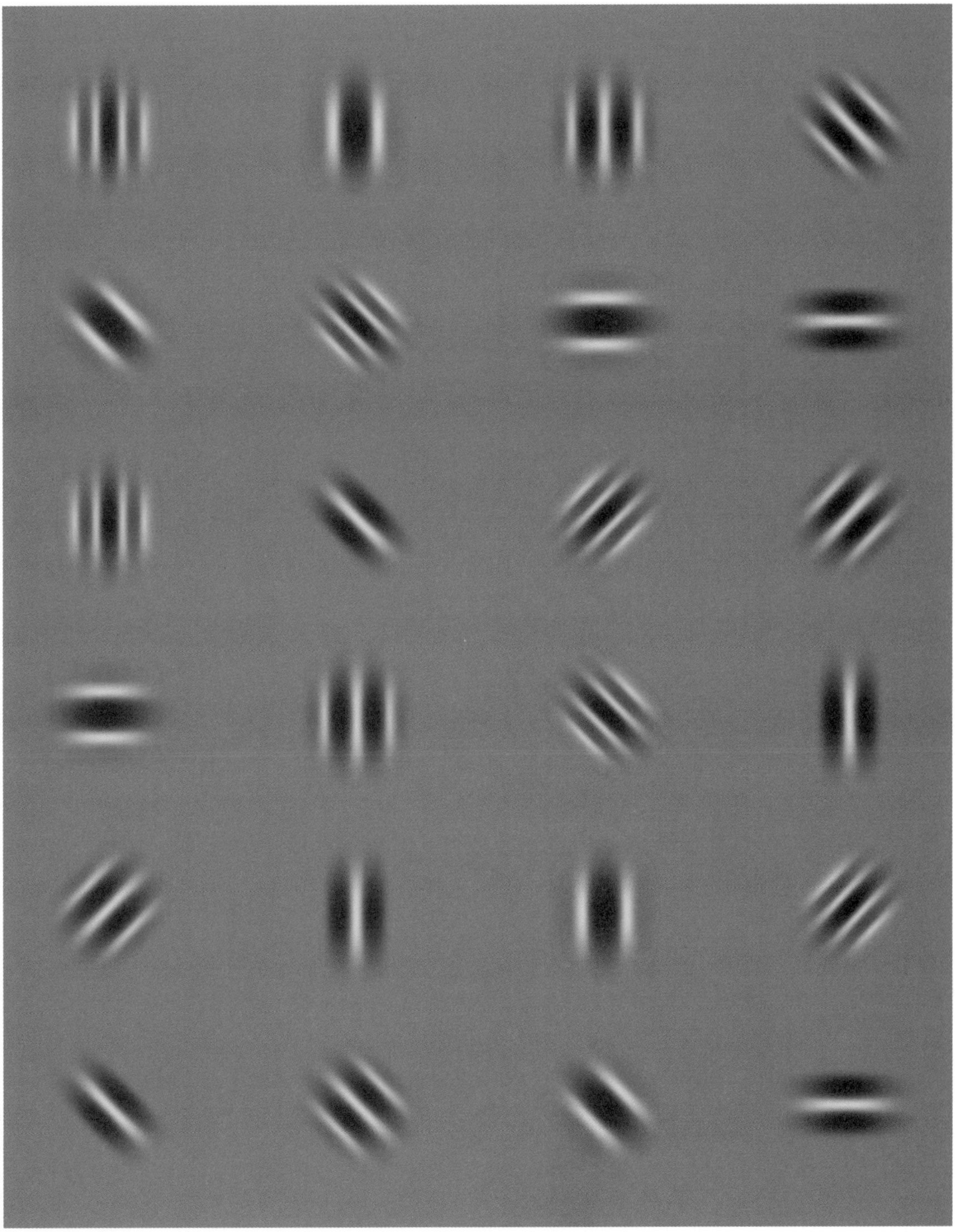

3 日目
写真トレーニング

近くを見る・遠くを見る①

まず、近くに写っている草花を 10 秒間見つめましょう。次に、遠くの灯台や水平線に視線を移し、10 秒間見つめましょう。これを 3 回繰り返してください。

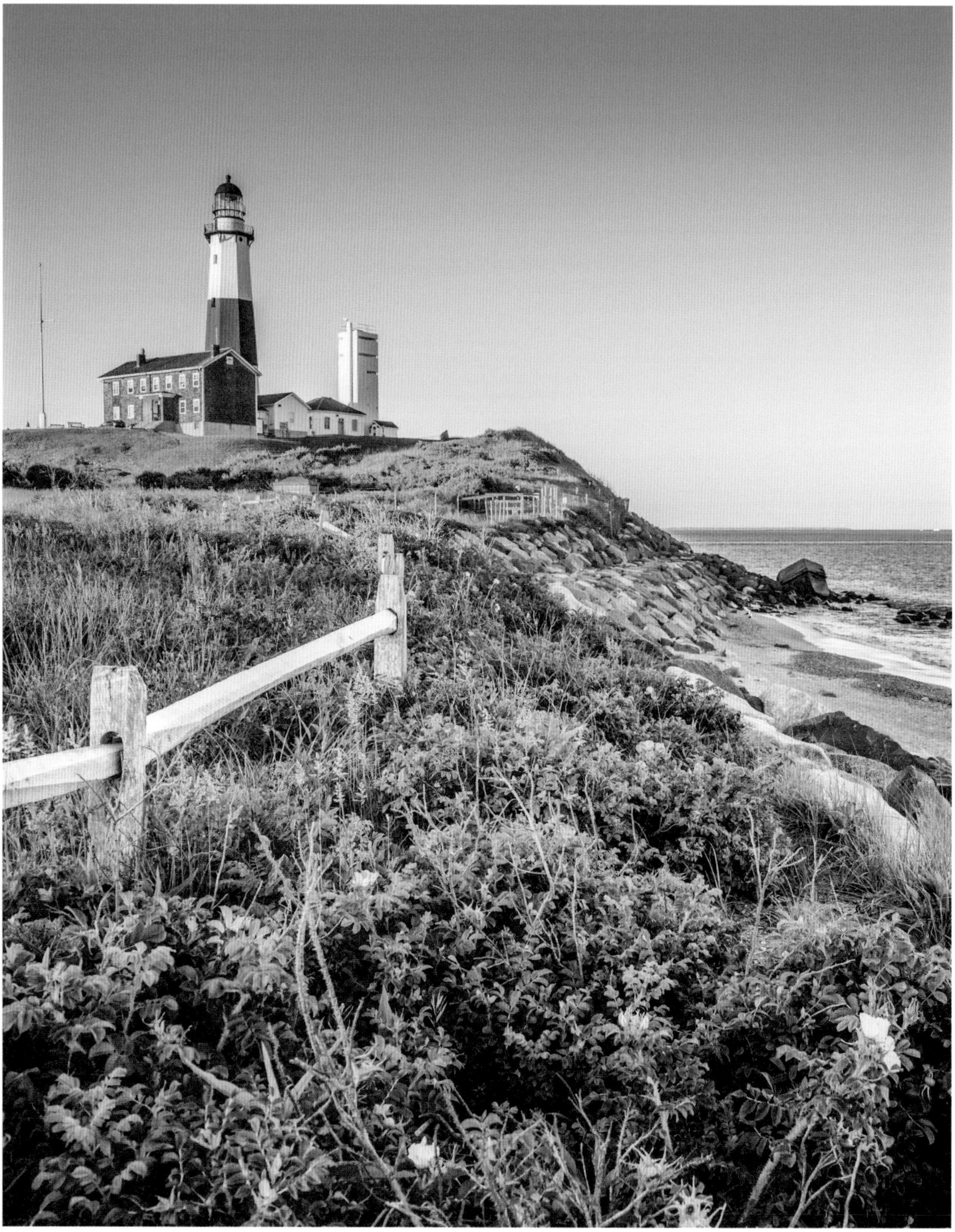

4
日目
写真トレーニング

ジグザグ線なぞり

写真の端の好きなところから始めて、レンガの継ぎ目に沿ってジグザグに視線を移動させましょう。上からが終われば、次は下から、その次は横からと、約１分を目安に目を動かしましょう。
※わざとぼかしている部分があります。

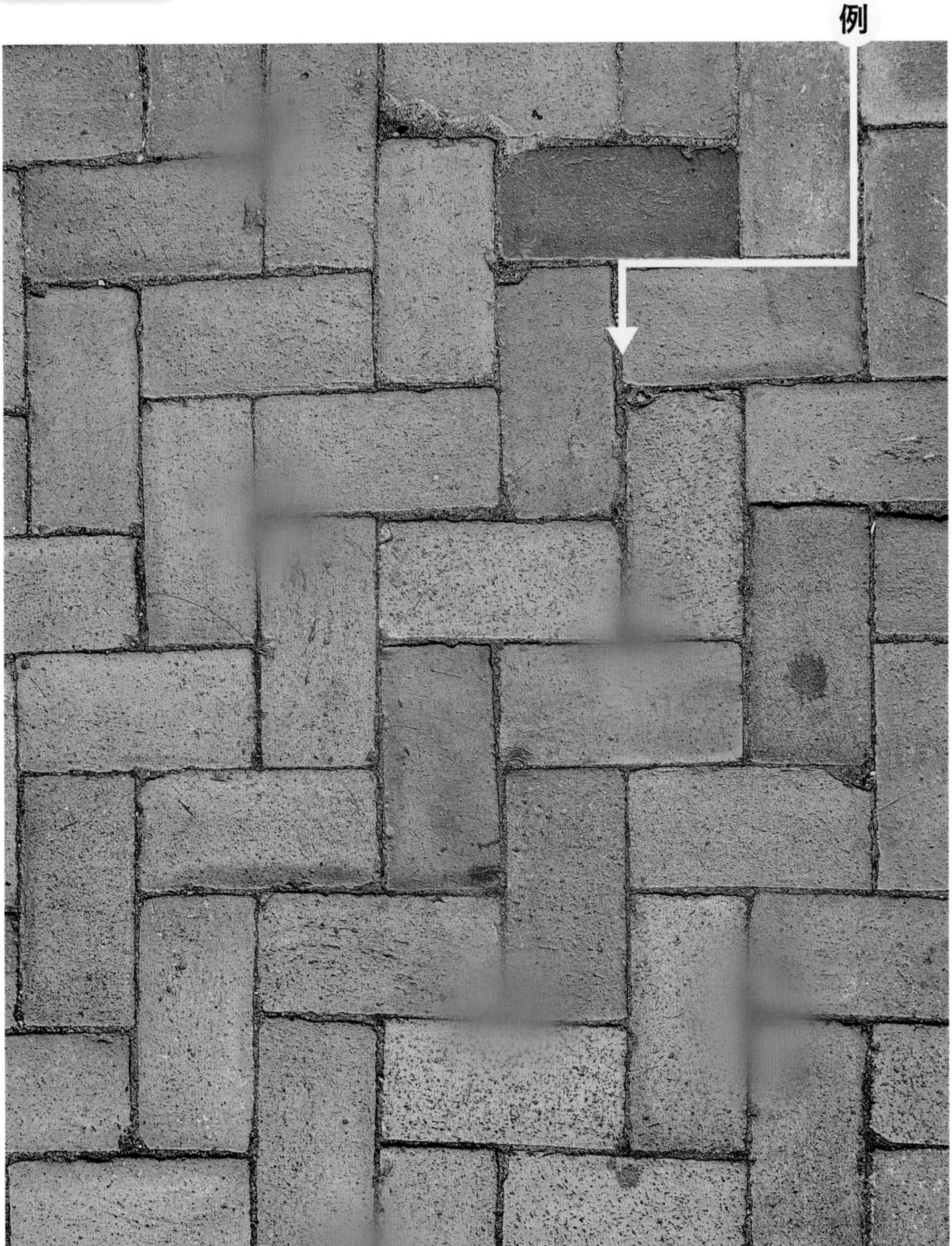

5 日目

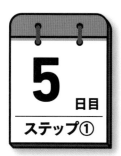

ステップ①

カラー・ガボール・パッチ24 パート1

ガボール・パッチに色がつきました。ガボール・パッチをひとつ選び、それと同じものを探しましょう。ひとつが探し終われば、次にまた別のガボール・パッチを選び、それと同じものを探しましょう。

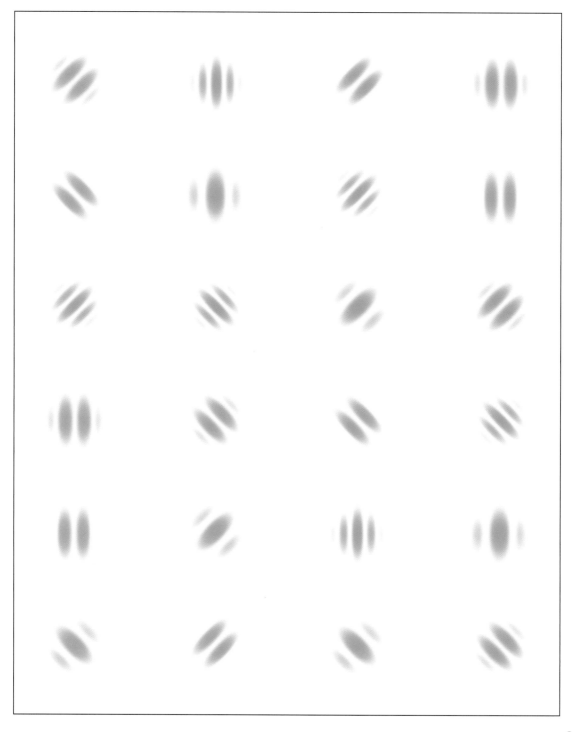

5 日目
ステップ②

カラー・ガボール・パッチ24 パート２

薄い背景色がつきました。ガボール・パッチをひとつ選び、それと同じものを探しましょう。ひとつが探し終われば、次にまた別のガボール・パッチを選び、それと同じものを探しましょう。

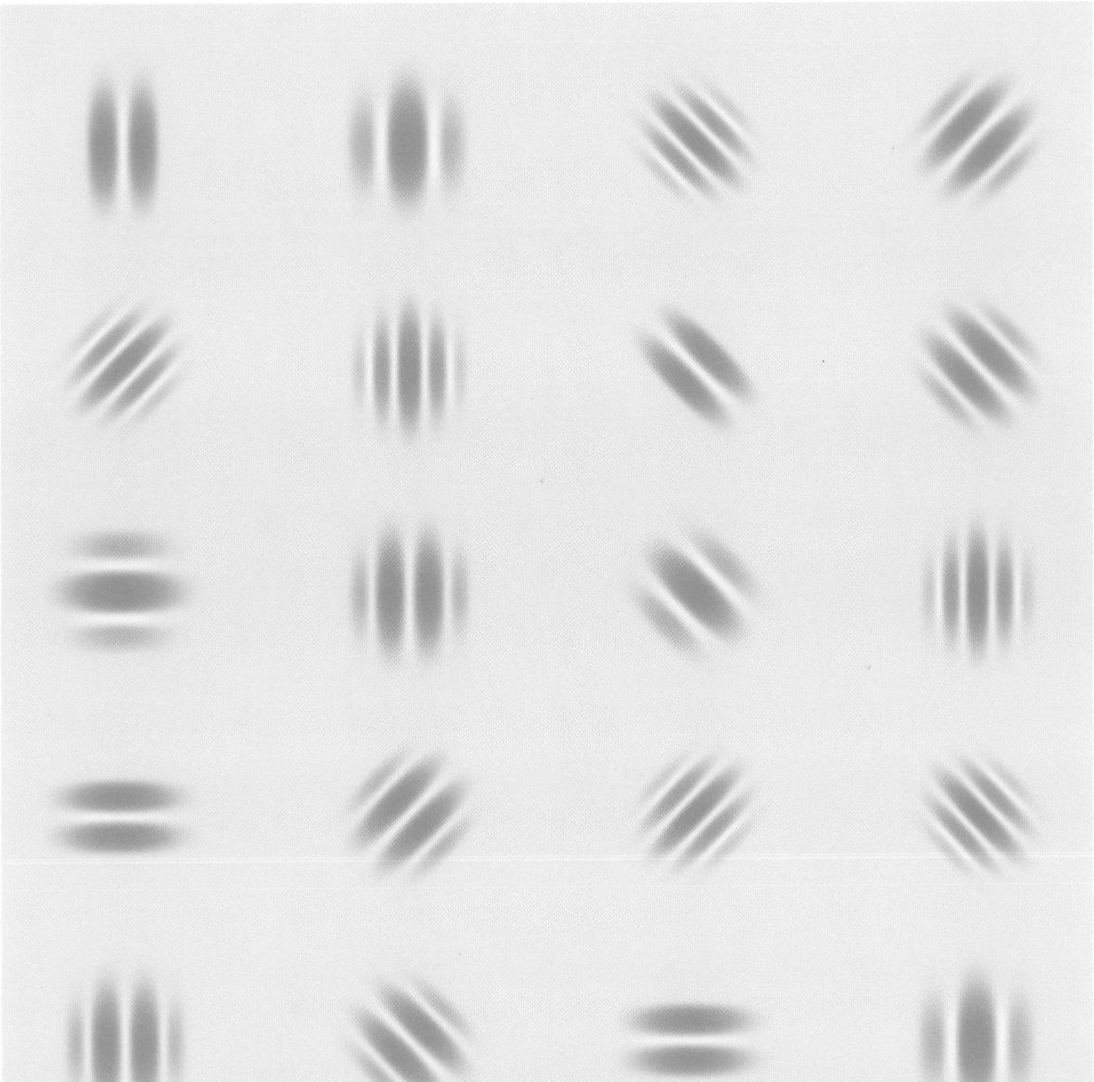

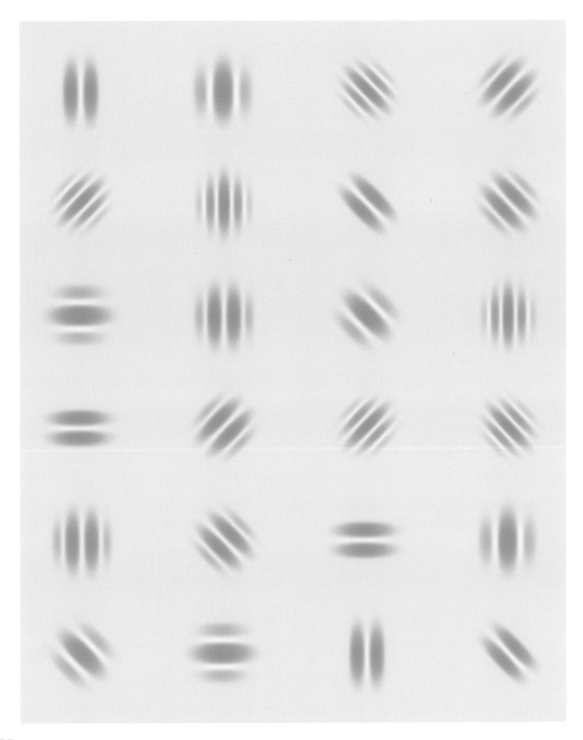

6 日目

ステップ①

カラー・ガボール・パッチ24 パート3

前回より背景色が濃くなりました。ガボール・パッチをひとつ選び、それと同じものを探しましょう。ひとつが探し終われば、次にまた別のガボール・パッチを選び、それと同じものを探しましょう。

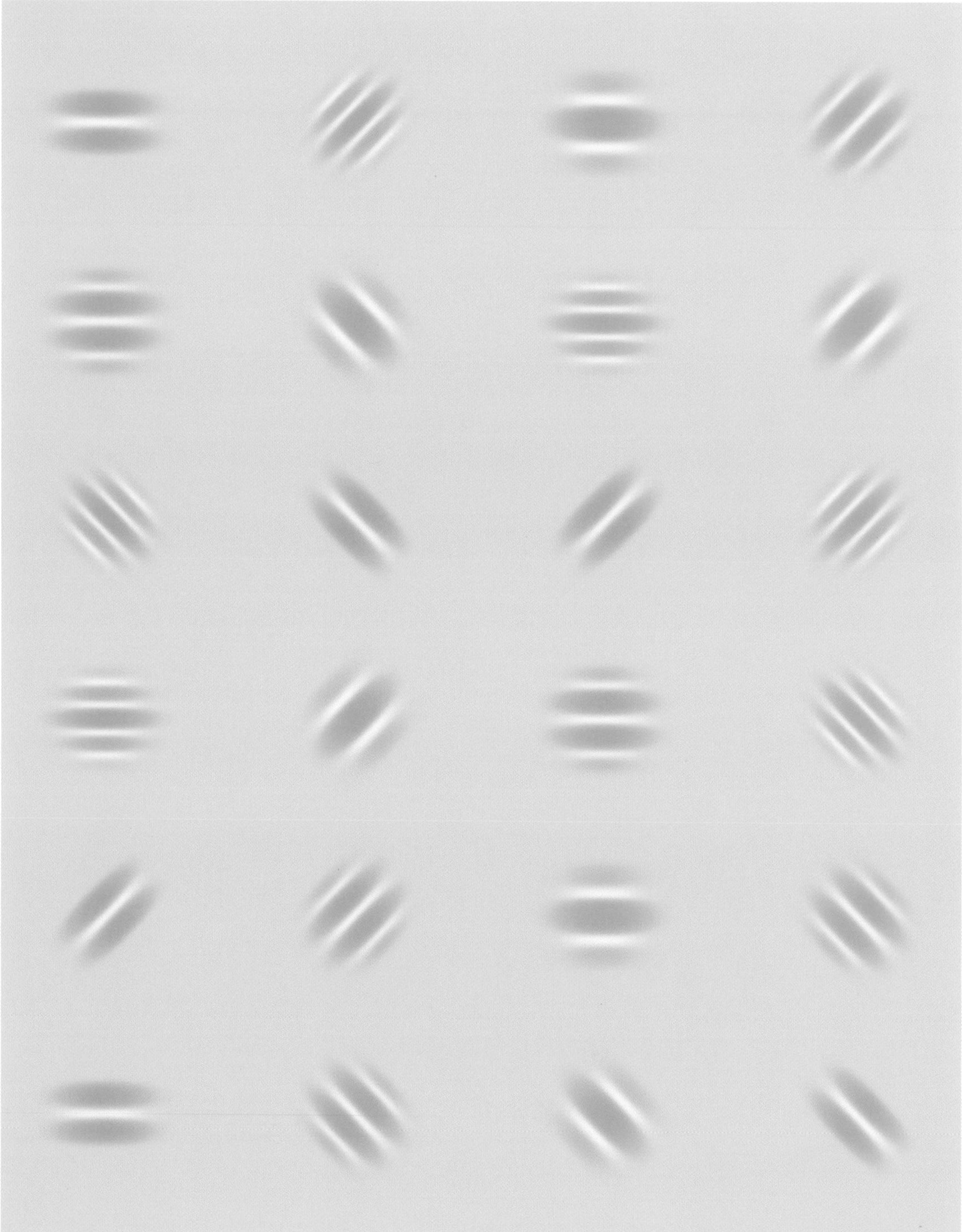

6 日目

ステップ②

カラー・ガボール・パッチ24 パート4

背景色がますます濃くなりました。ガボール・パッチをひとつ選び、それと同じものを探しましょう。ひとつが探し終われば、次にまた別のガボール・パッチを選び、それと同じものを探しましょう。

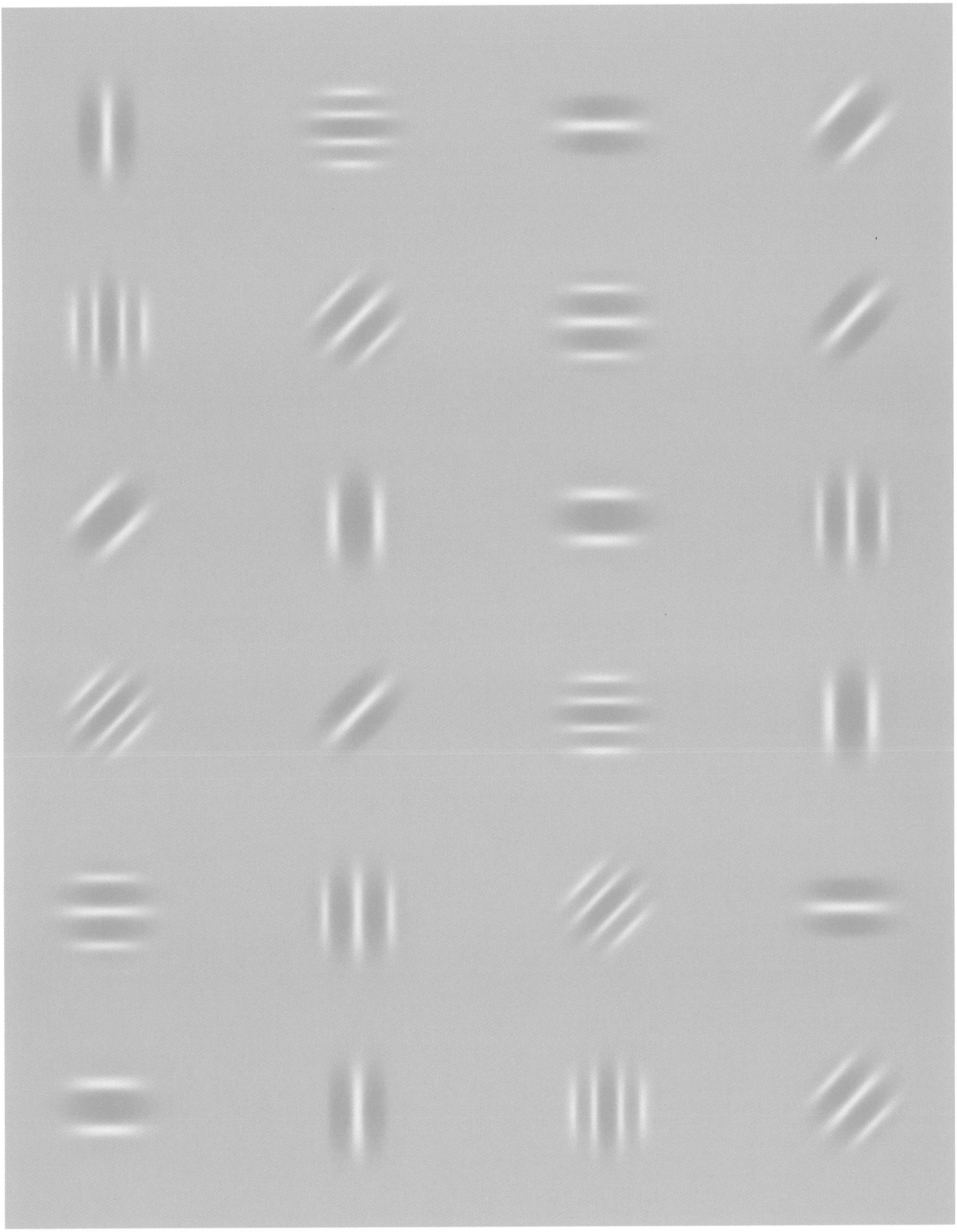

7 日目
写真トレーニング

数字探し

色とりどりの花畑や遠景に 1 から 10 までの数字が隠れています。1 から順に探してみましょう。頭や首は動かさず、目だけをしっかりと動かしましょう。

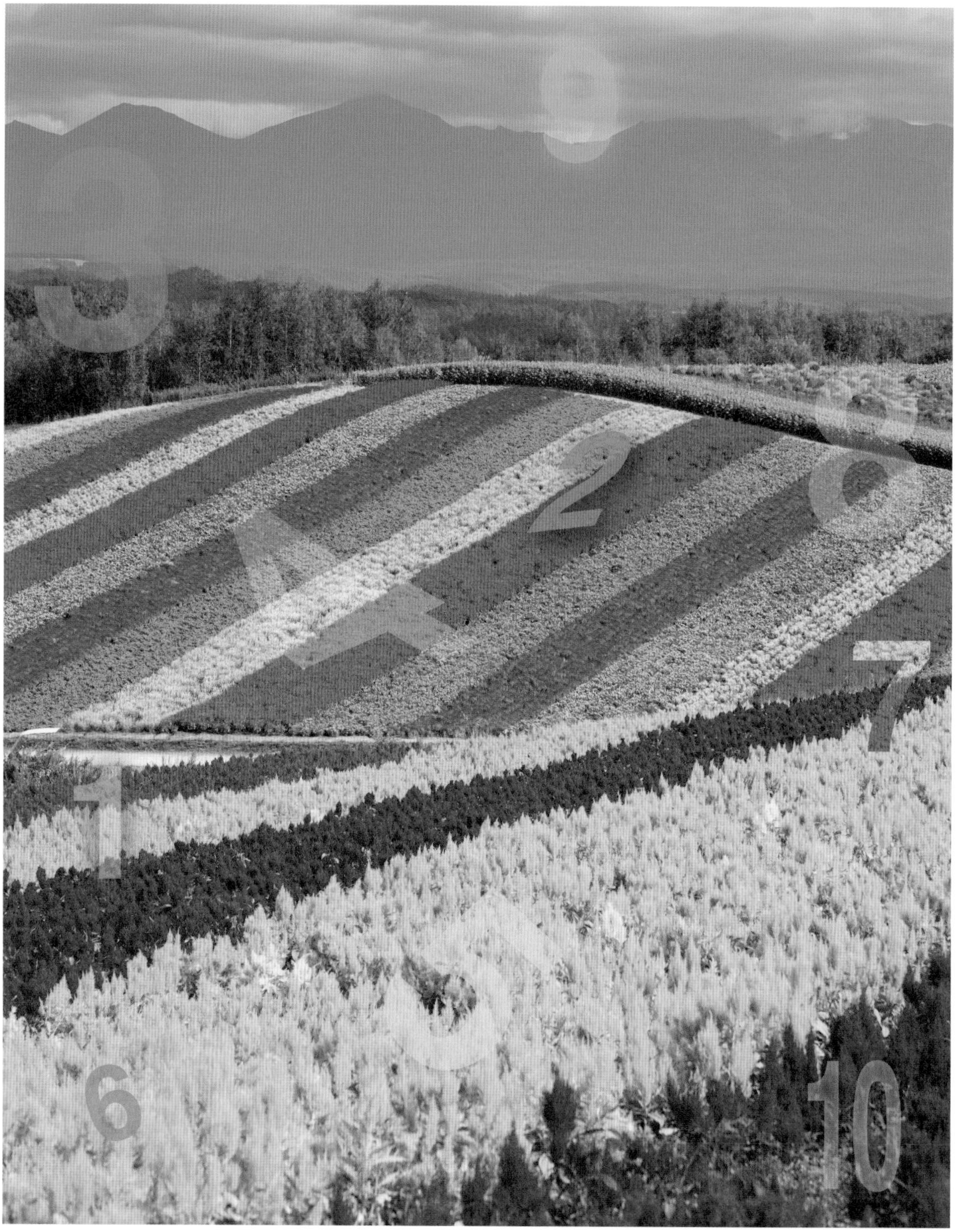

8 日目
写真トレーニング

数字・アルファベット追いかけ

バラバラに散らばった積木に描かれた数字とアルファベットを順に追いかけましょう。まずは数字の１から９を、その次にアルファベットをＡからＺまで。わざとぼかしているものもありますよ。

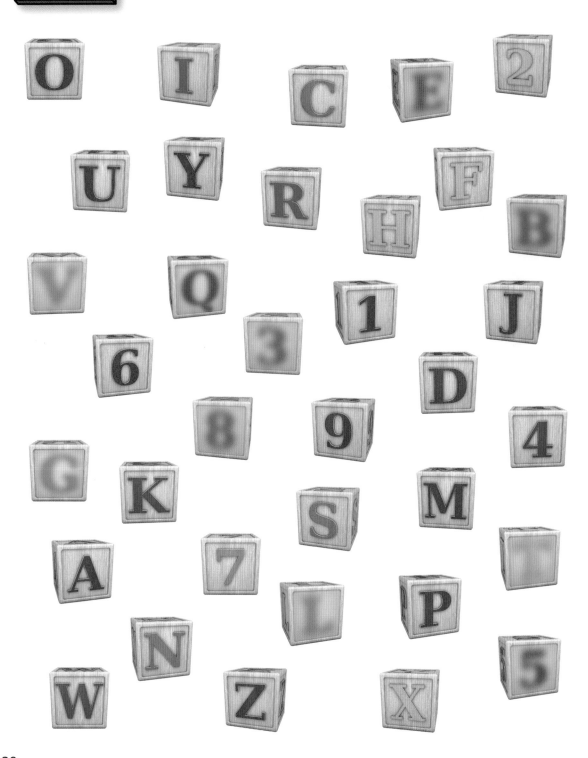

9 日目
ステップ①

ガボール・パッチ40 パート1

ガボール・パッチが小さくなりました。ガボール・パッチをひとつ選び、それと同じものを探しましょう。ひとつが探し終われば、また別のガボール・パッチを選び、それと同じものを探しましょう。

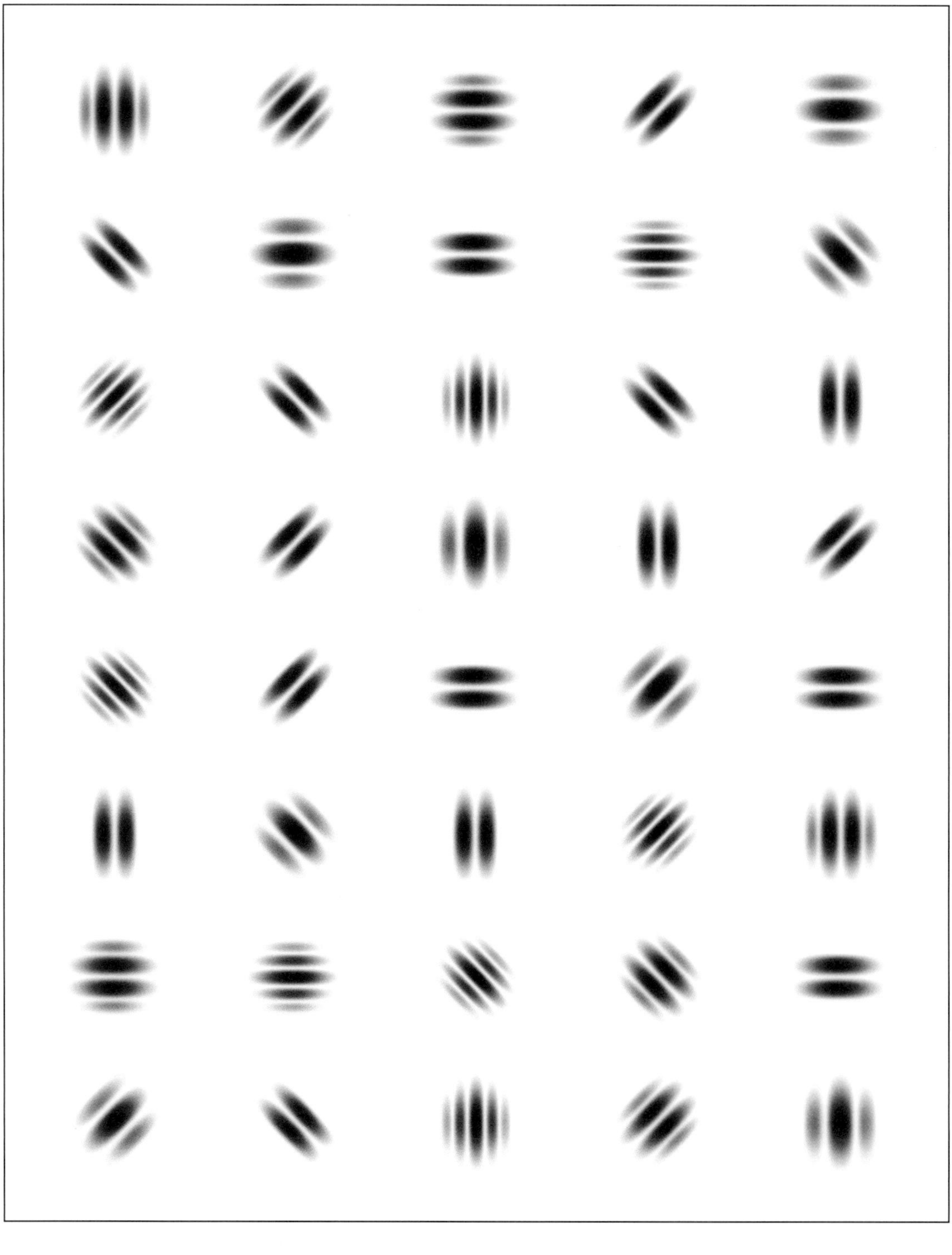

郵便はがき

料金受取人払郵便

京都中央局
承　認

5819

差出有効期間
2025年3月15日
まで

（切手は不要です）

601-8790

205

京都市南区西九条
北ノ内町十一

PHP研究所
暮らしデザイン普及部
お客様アンケート係　行

1060

ご住所 □□□-□□□□ TEL：	
お名前	ご年齢　歳
メールアドレス	@

今後、PHPから各種ご案内やアンケートのお願いをお送りしてもよろしいでしょうか？　□ NO
チェック無しの方はご了解頂いたと判断させて頂きます。あしからずご了承ください。

＜個人情報の取り扱いについて＞
ご記入頂いたアンケートは、商品の企画や各種ご案内に利用し、その目的以外の利用はいたしません。なお、頂いたご意見はパンフレット等に無記名にて掲載させて頂く場合もあります。この件のお問い合わせにつきましては下記までご連絡ください。（PHP研究所　暮らしデザイン普及部　TEL.075-681-8554　FAX.050-3606-4468）

PHPアンケートカード

PHPの商品をお求めいただきありがとうございます。
あなたの感想をぜひお聞かせください。

お買い上げいただいた本の題名は何ですか。

どこで購入されましたか。

ご購入された理由を教えてください。（複数回答可）

1　テーマ･内容　2　題名　3　作者　4　おすすめされた　5　表紙のデザイン
6　その他（　　　　　　　　　　　　　　　　　　　　）

ご購入いただいていかがでしたか。

1　とてもよかった　2　よかった　3　ふつう　4　よくなかった　5　残念だった

ご感想などをご自由にお書きください。

あなたが今、欲しいと思う本のテーマや題名を教えてください。

9 日目

ステップ②

ガボール・パッチ40 パート２

薄い背景色がつきました。ガボール・パッチをひとつ選び、それと同じものを探しましょう。ひとつが探し終われば、また別のガボール・パッチを選び、それと同じものを探しましょう。

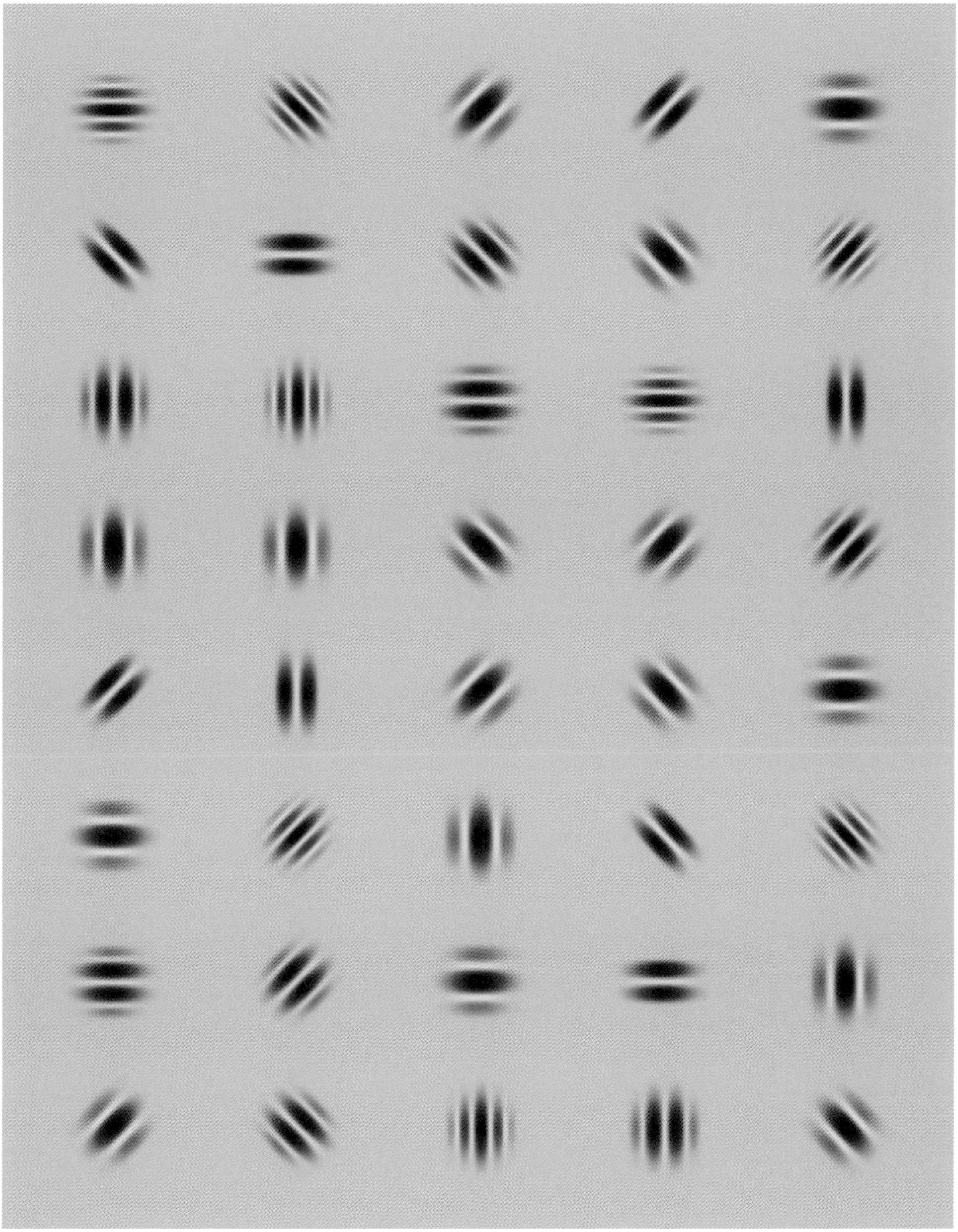

10日目
ステップ①

カラー・ガボール・パッチ40 パート1

色がつき、背景が濃くなりました。ガボール・パッチをひとつ選び、それと同じものを探しましょう。ひとつが探し終われば、また別のガボール・パッチを選び、それと同じものを探しましょう。

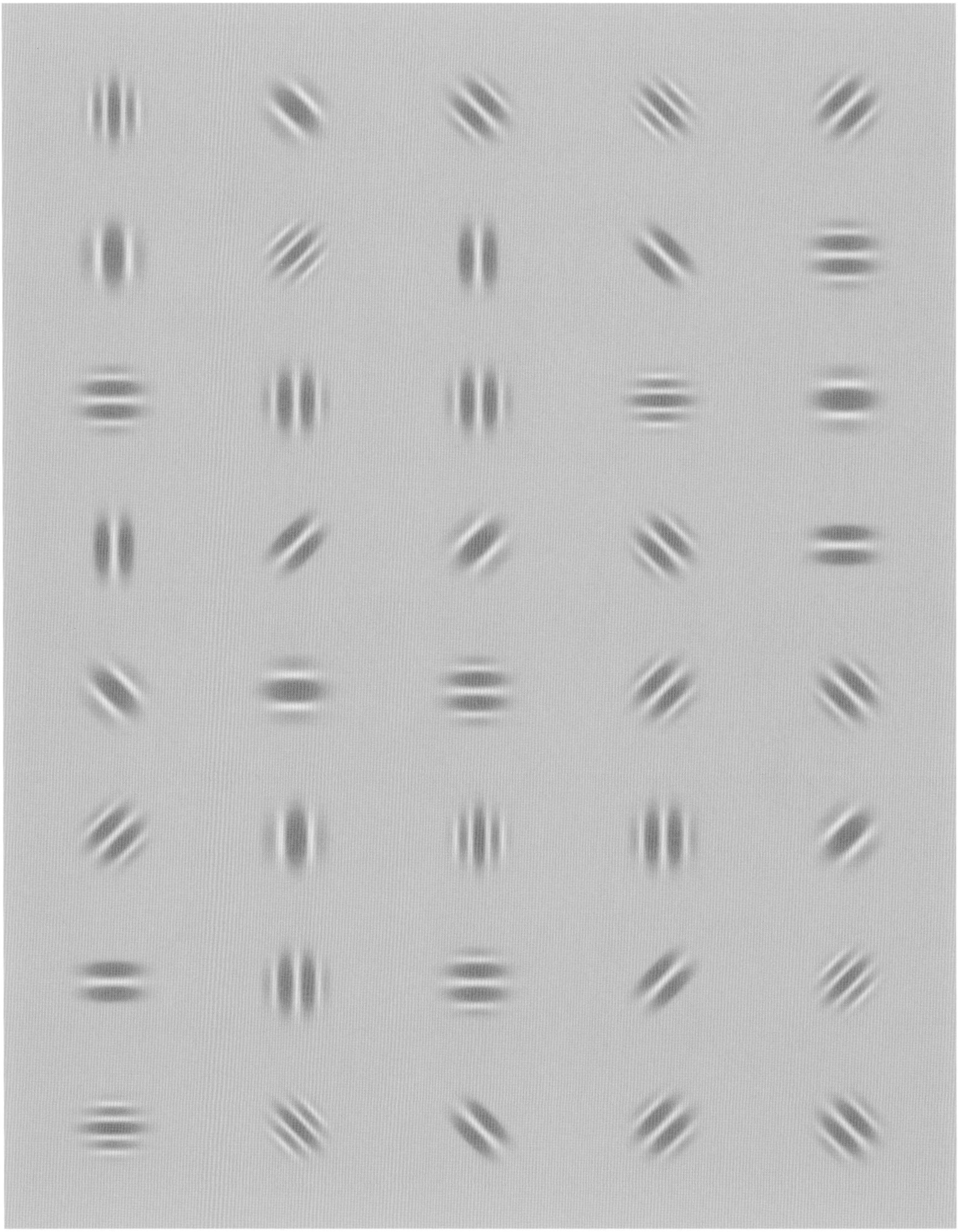

10日目

ステップ②

カラー・ガボール・パッチ40 パート2

背景色がますます濃くなりました。ガボール・パッチをひとつ選び、それと同じものを探しましょう。ひとつが探し終われば、また別のガボール・パッチを選び、それと同じものを探しましょう。

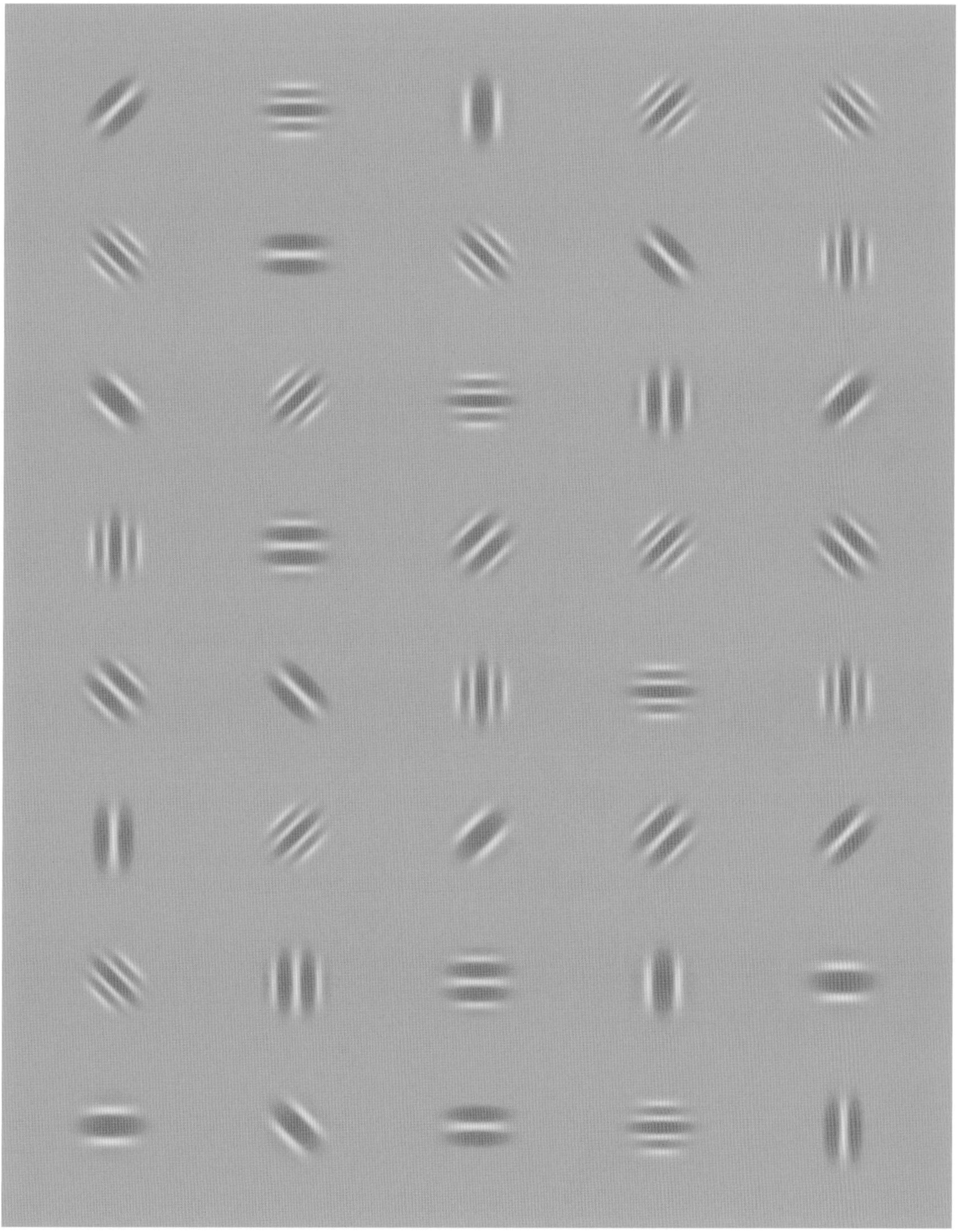

11日目
写真トレーニング

空に鳥は何羽？

羽ばたく鳥は何羽いるでしょう。指で数えず、目だけで数えてみてください。1分を目安に数え続ける中で、目を動かす方向を変えてみるなど、できるだけ大きく目を動かすようにしましょう。

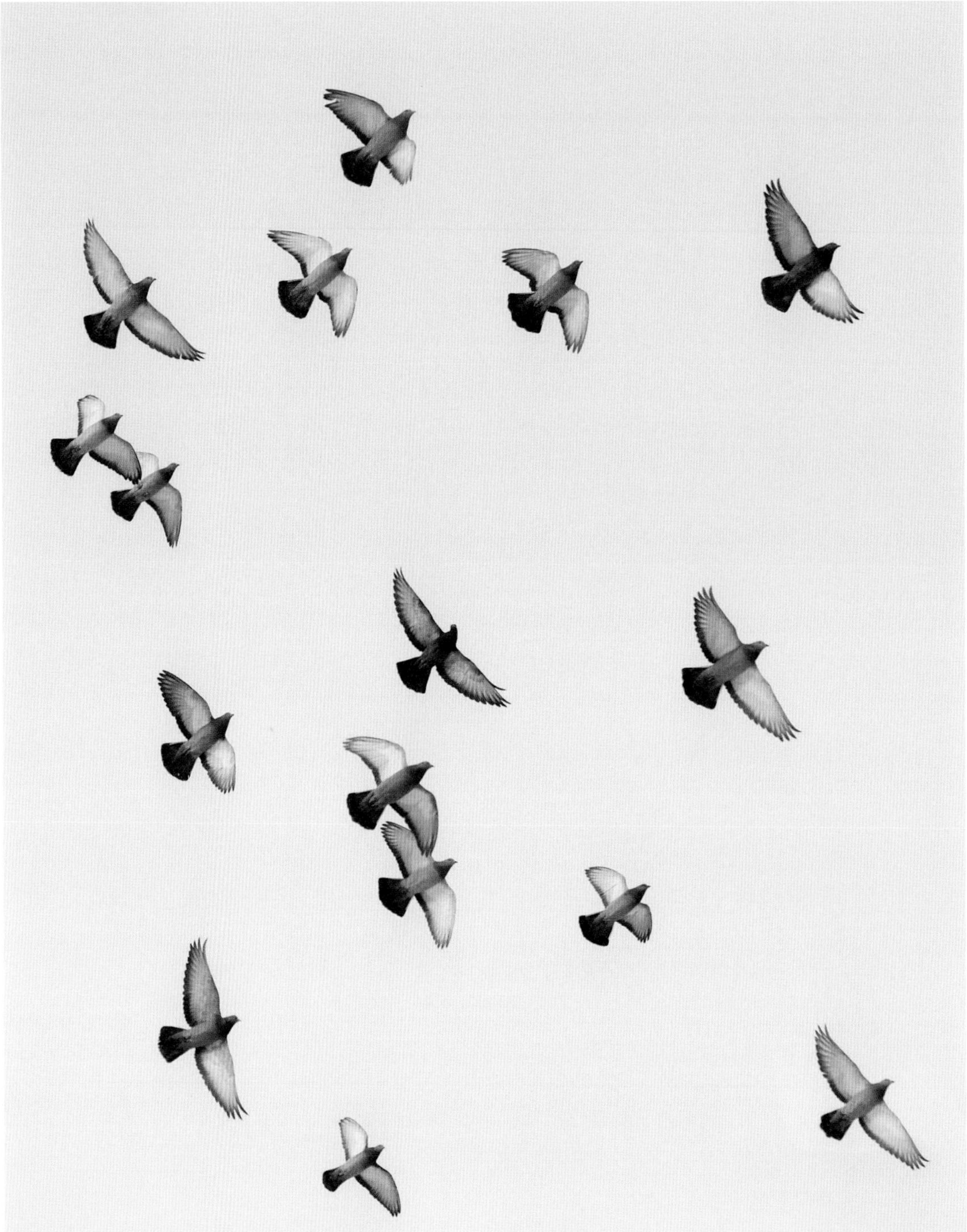

（答えは79ページ）

12日目
写真トレーニング

どの家が好き？

色とりどりに並ぶ写真の中から好きな色の家を選び、同じ色の家を探しましょう（形や窓の数は違います）。ひとつの色が選び終わったら、別の色を決めて、同じものを探しましょう。１分間を目安に。

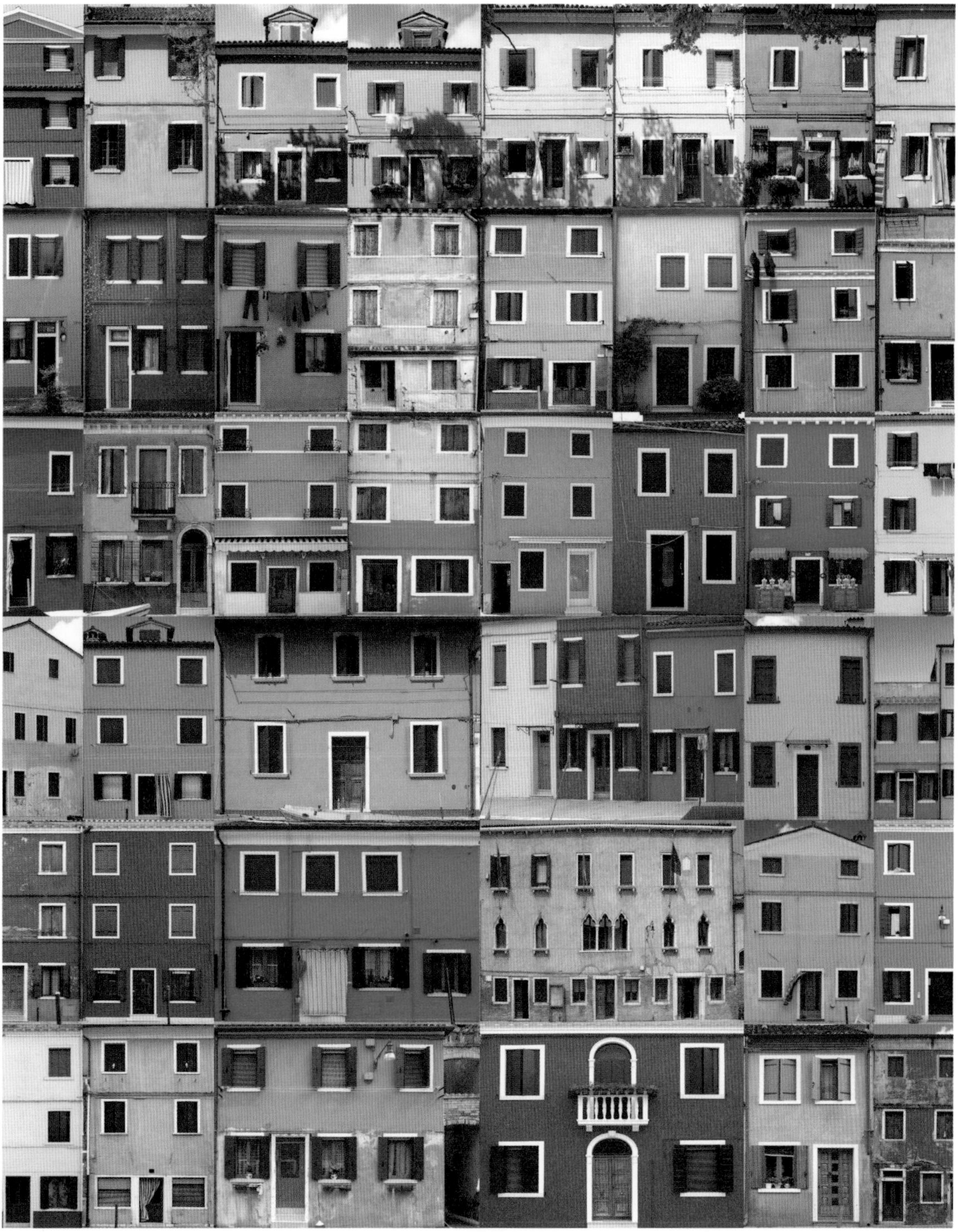

13日目
ステップ①

カラー・ガボール・パッチ60 パート1

ガボール・パッチがさらに小さくなりました。ガボール・パッチをひとつ選び、それと同じものを探しましょう。ひとつが探し終われば、また別のガボール・パッチを選び、同じものを探しましょう。

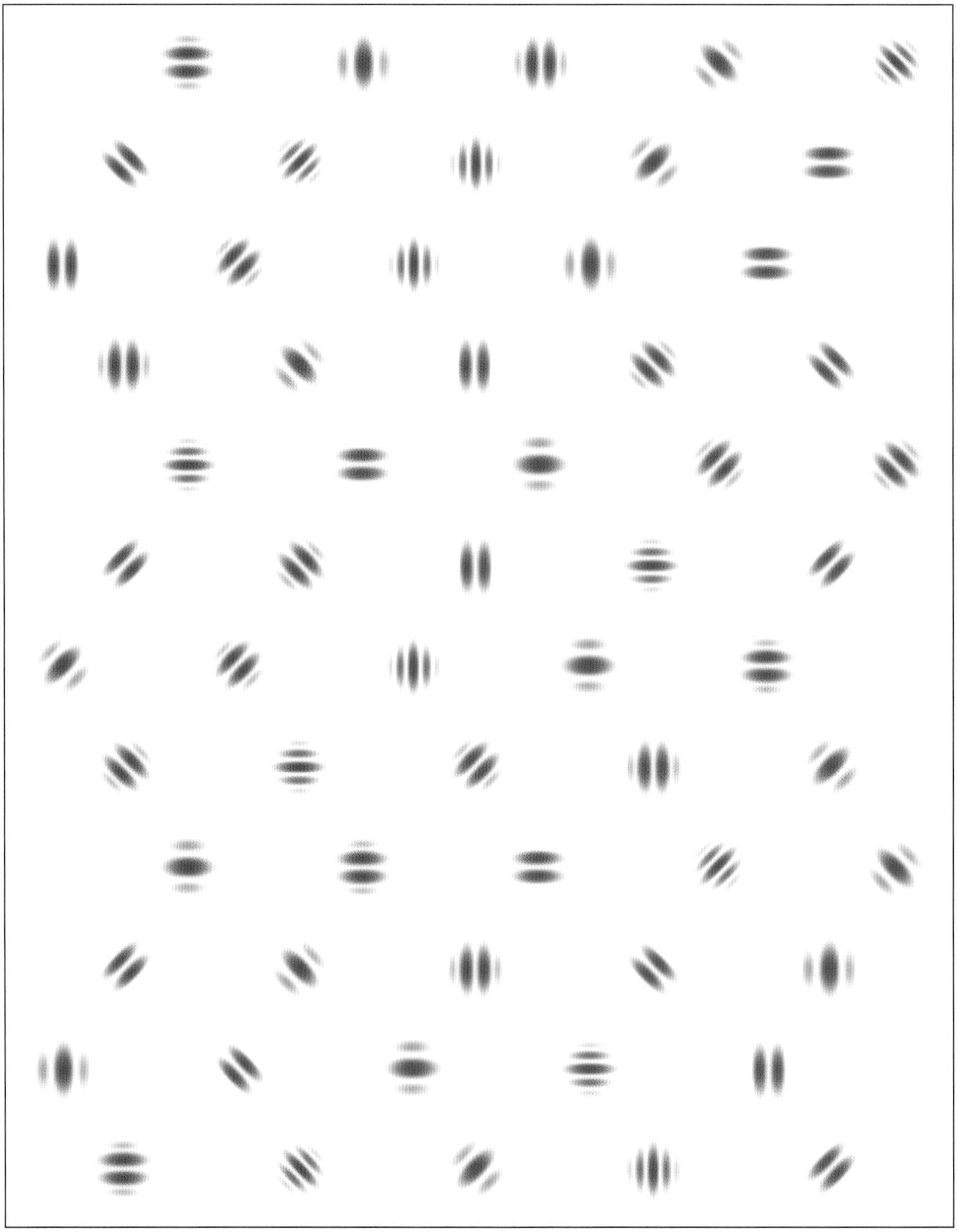

13日目
ステップ②

カラー・ガボール・パッチ60 パート2

薄い背景色がつきました。ガボール・パッチをひとつ選び、それと同じものを探しましょう。ひとつが探し終われば、また別のガボール・パッチを選び、同じものを探しましょう。

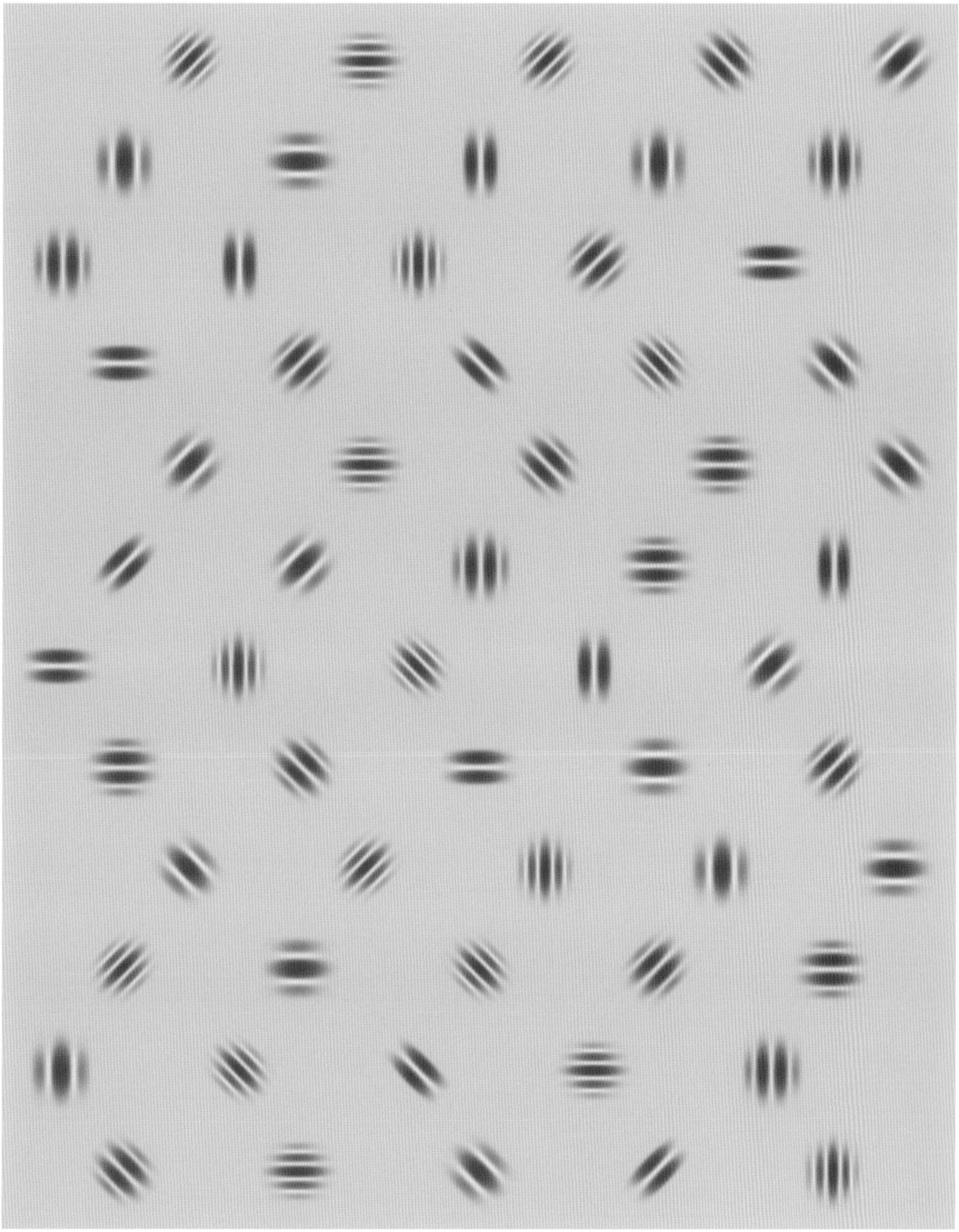

14日目
ステップ①

ガボール・パッチ60 パート1

ガボール・パッチをひとつ選び、それと同じものを探しましょう。ひとつが探し終われば、また別のガボール・パッチを選び、それと同じものを探しましょう。

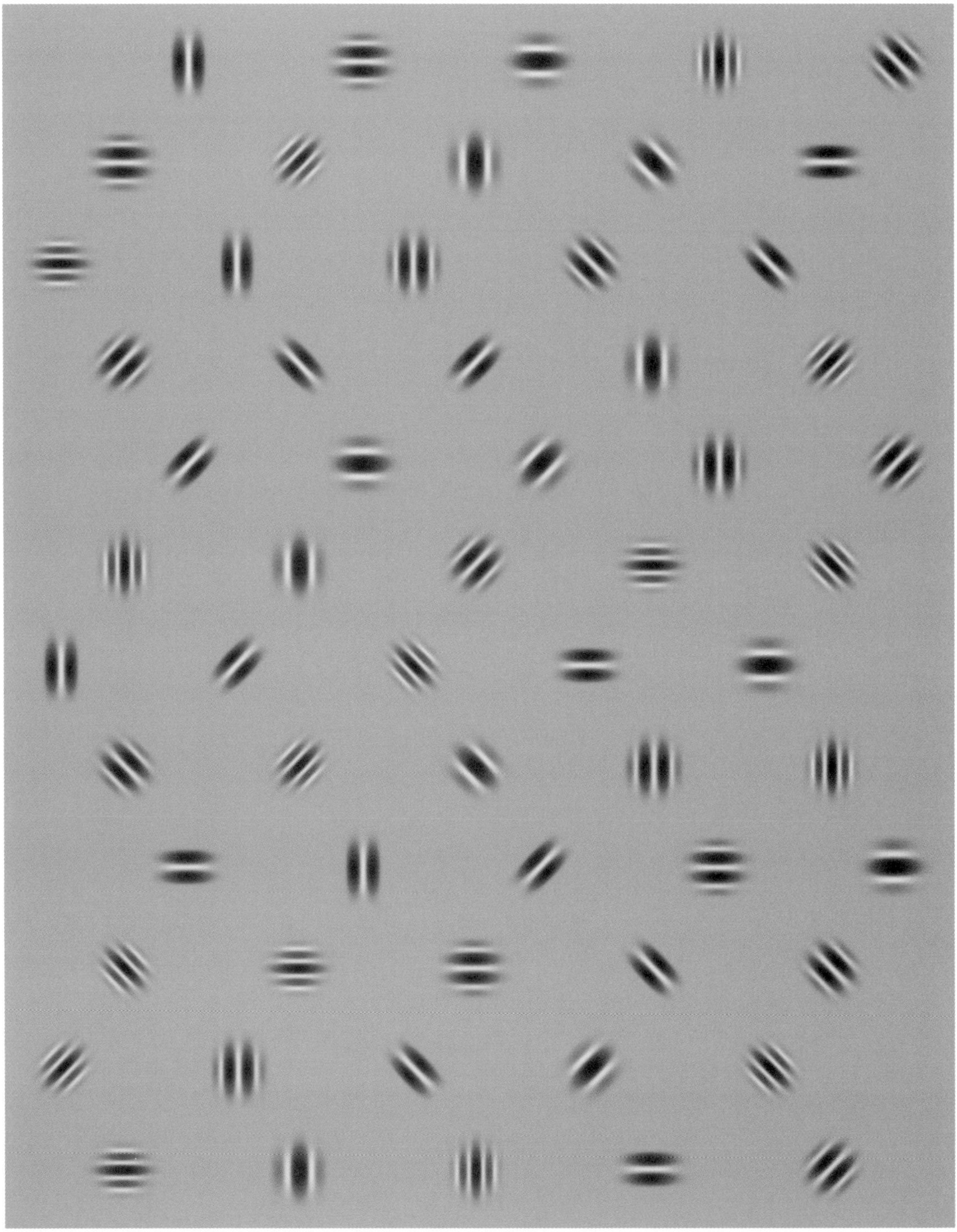

14日目

ステップ②

ガボール・パッチ60 パート2

背景色が濃くなりました。ガボール・パッチをひとつ選び、それと同じものを探しましょう。ひとつが探し終われば、また別のガボール・パッチを選び、それと同じものを探しましょう。

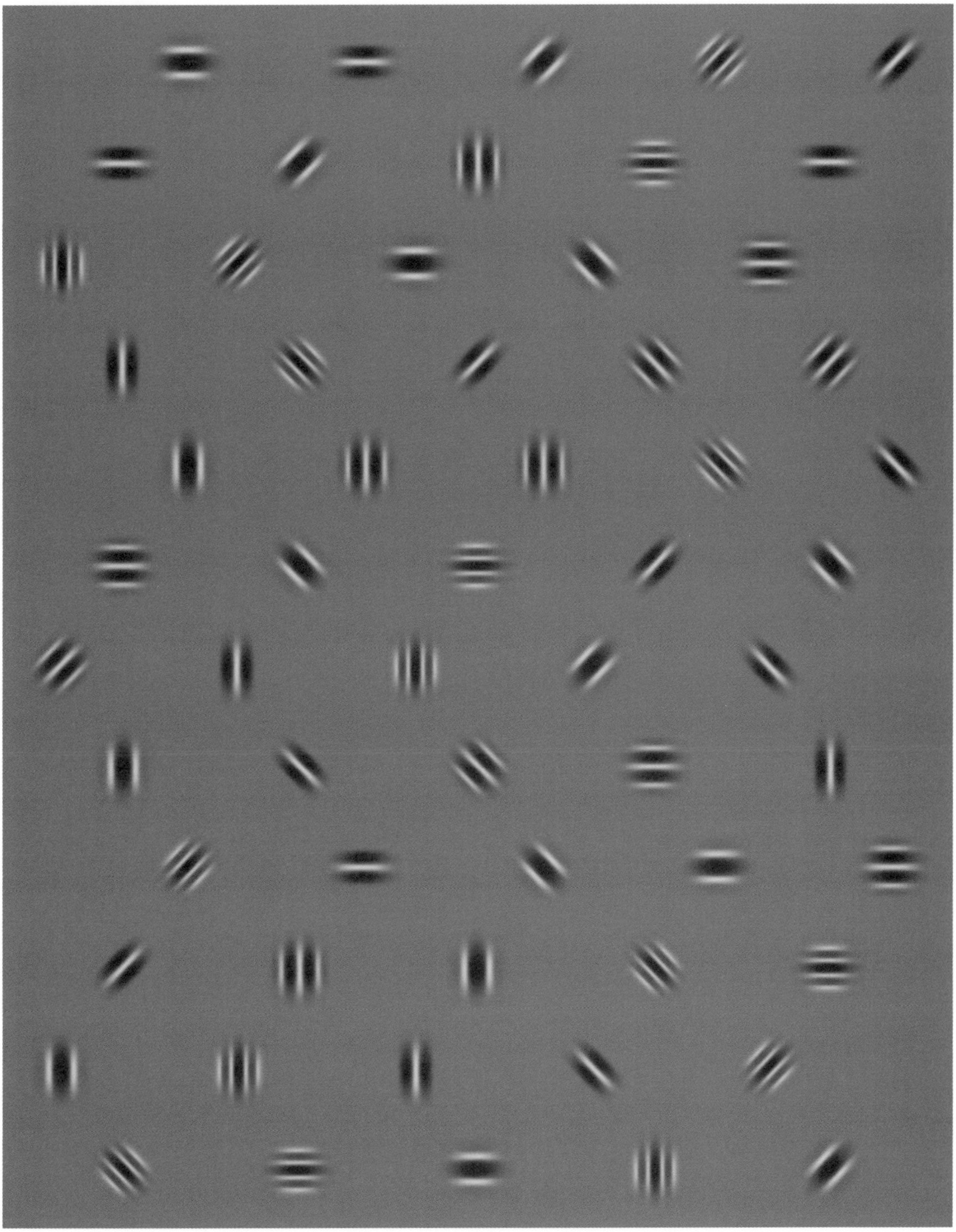

15日目
写真トレーニング

ななめなぞり

斜めに走る白い筋を、順に目で追っていきましょう。左上から始めて右下で終われば、今度は右下から左上へ、逆方向に目を動かしていきましょう。頭や首は動かさず、目だけを動かしてください。
※わざとぼかしている部分があります。

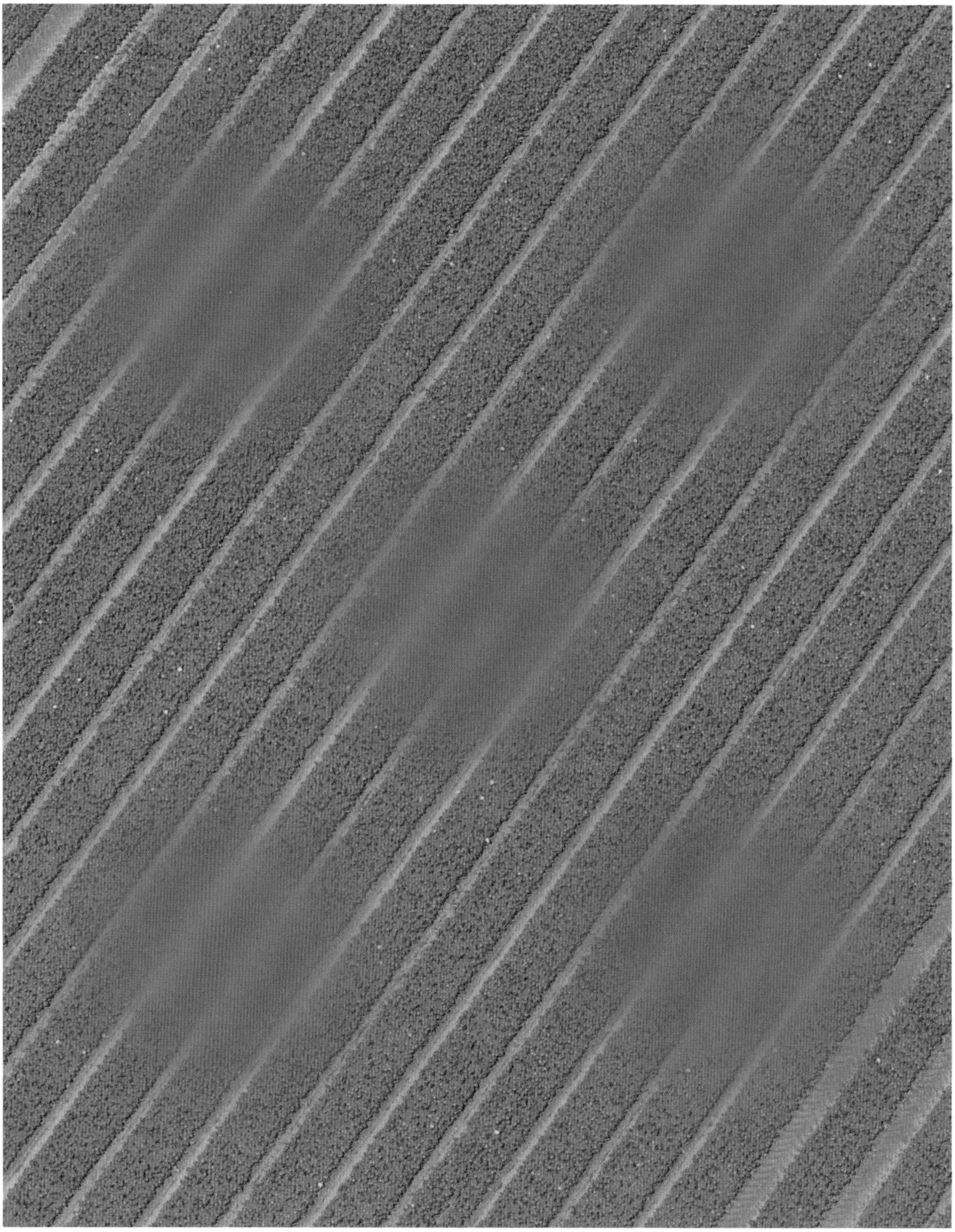

16 日目
写真トレーニング

近くを見る・遠くを見る②

まず、近くに写っている白いクルマのボディーを 10 秒間見つめましょう。次に、対向車線のクルマやその奥の森に視線を移し、10 秒間見つめましょう。これを 3 回繰り返してください。
※わざとぼかしている部分があります。

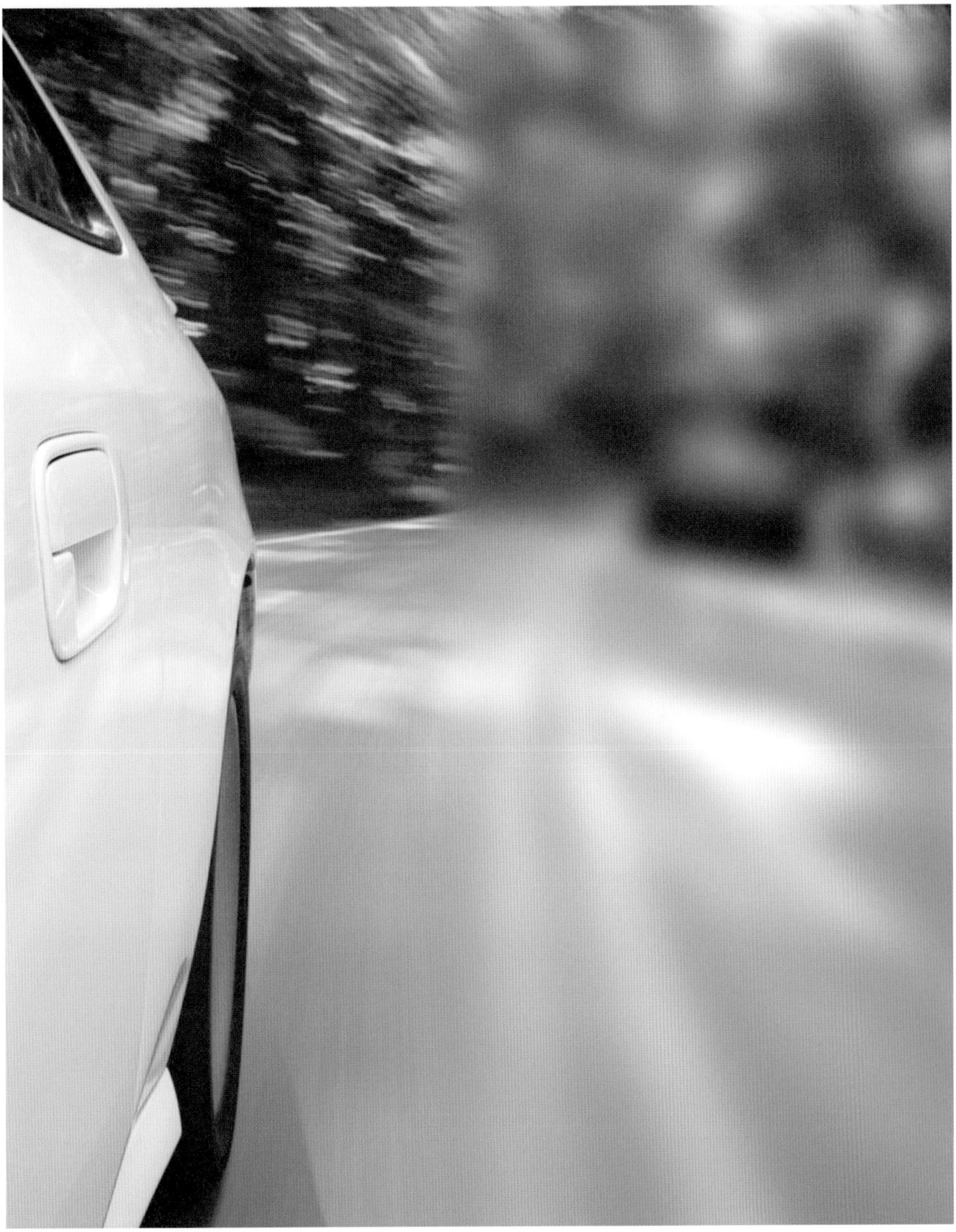

17 日目

ステップ①

ガボール・パッチ77 パート1

ガボール・パッチがさらに小さくなりました。ガボール・パッチをひとつ選び、それと同じものを探しましょう。ひとつが探し終われば、また別のガボール・パッチを選び、同じものを探しましょう。

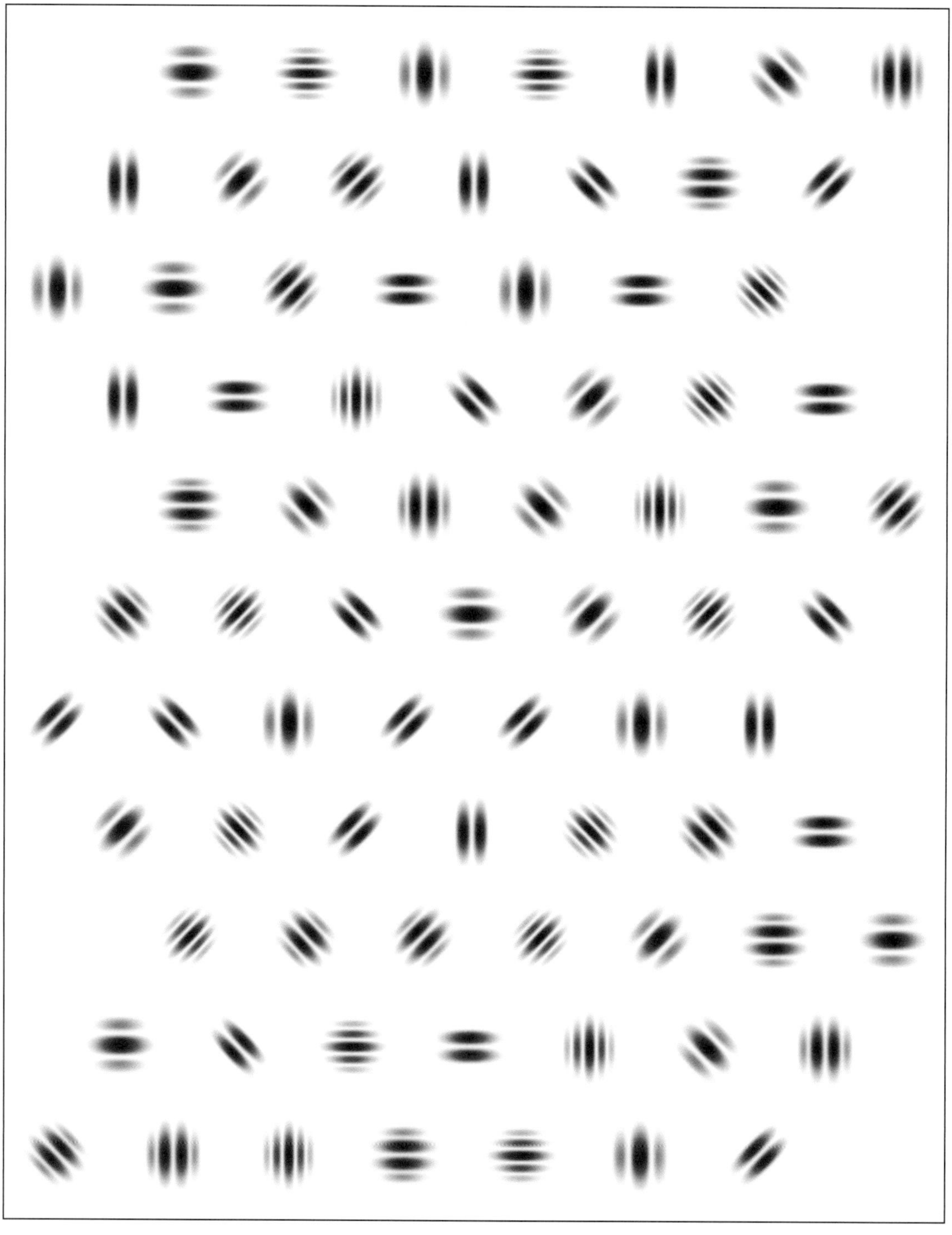

17日目
ステップ②

ガボール・パッチ77 パート2

薄い背景色がつきました。ガボール・パッチをひとつ選び、それと同じものを探しましょう。ひとつが探し終われば、また別のガボール・パッチを選び、同じものを探しましょう。

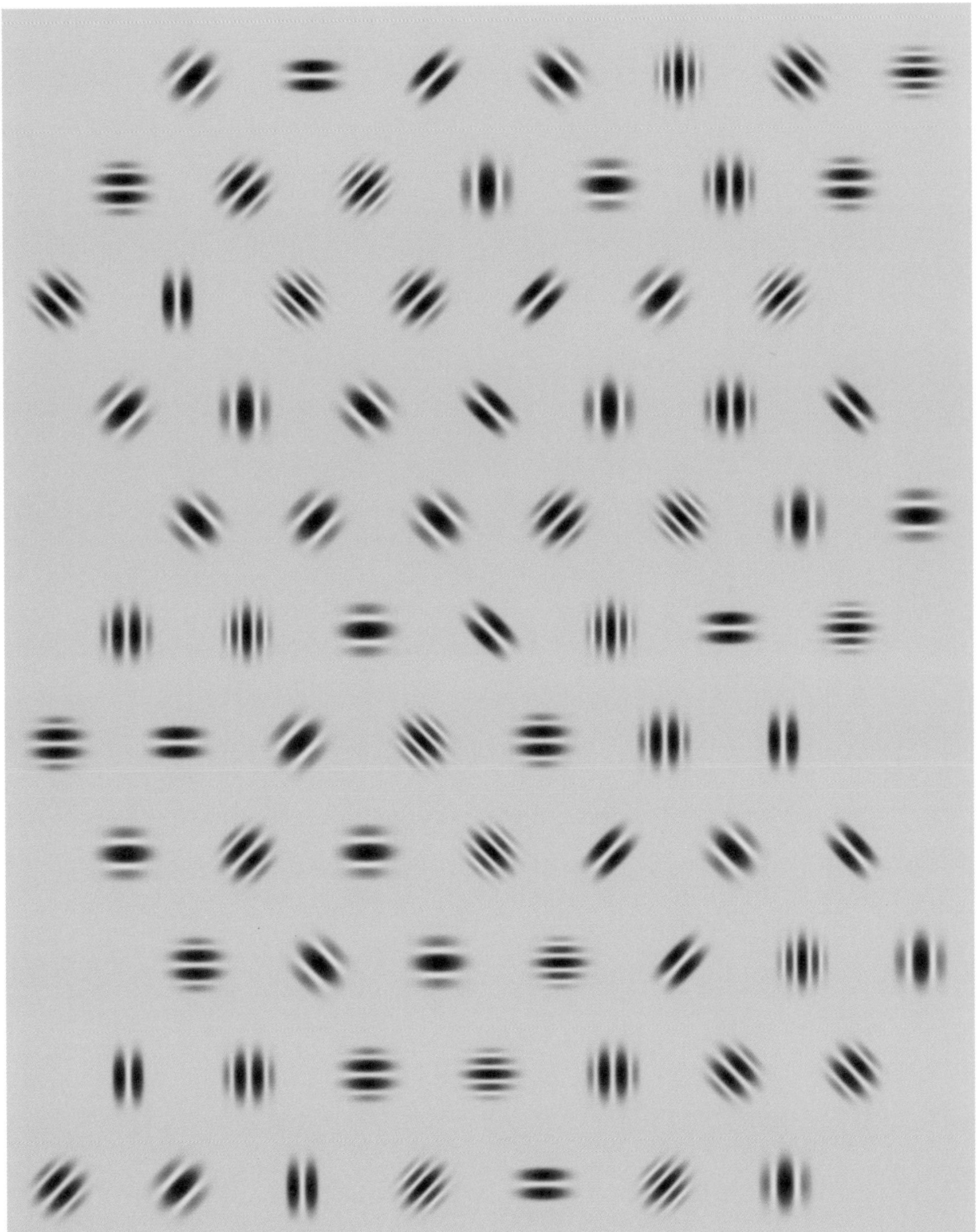

18日目
ステップ①

カラー・ガボール・パッチ77 パート1

ガボール・パッチと背景に色がつきました。ガボール・パッチをひとつ選び、それと同じものを探しましょう。ひとつが探し終われば、また別のガボール・パッチを選び、同じものを探しましょう。

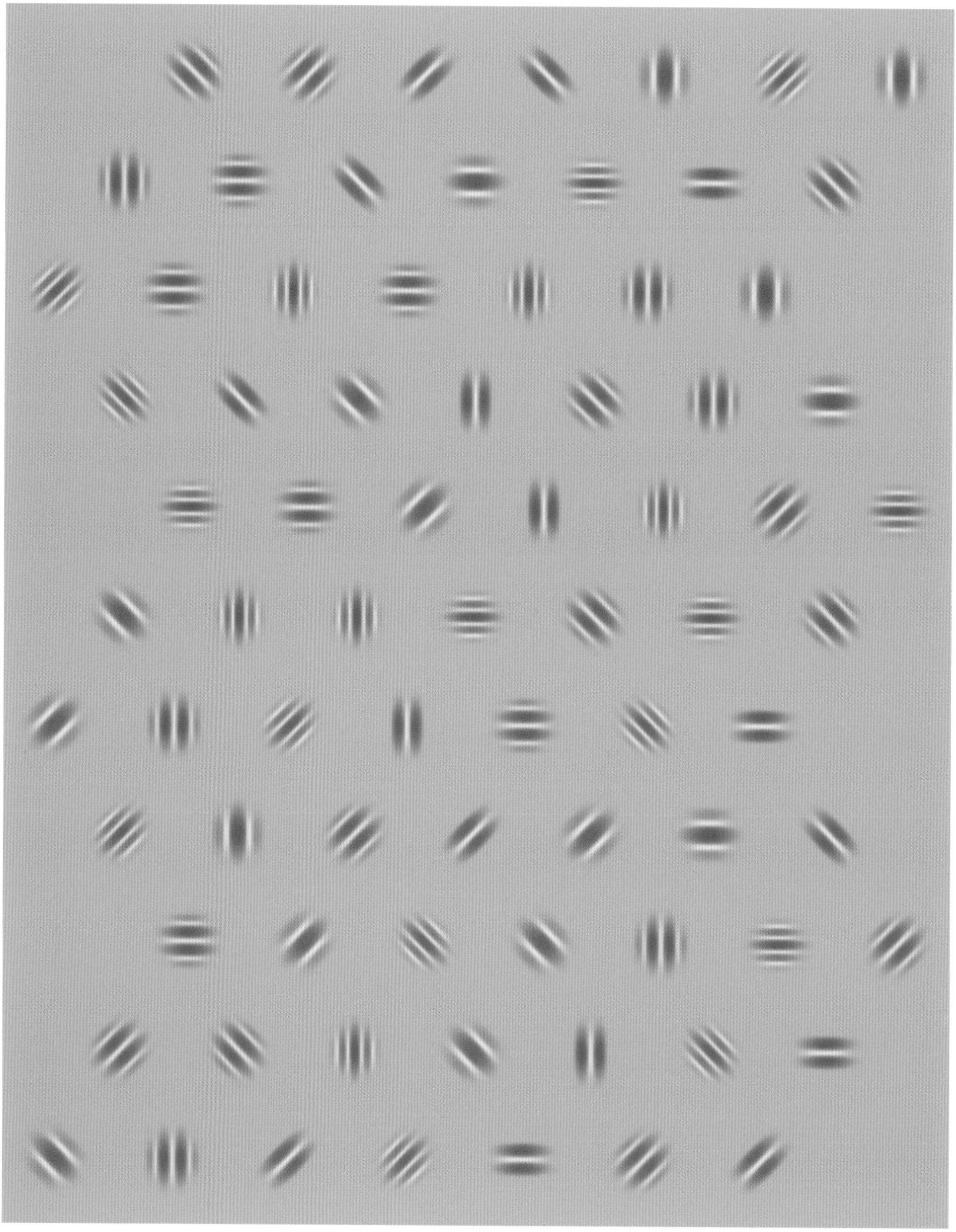

18 日目

ステップ②

カラー・ガボール・パッチ 77 パート 2

背景色がますます濃くなりました。ガボール・パッチをひとつ選び、それと同じものを探しましょう。ひとつが探し終われば、また別のガボール・パッチを選び、同じものを探しましょう。

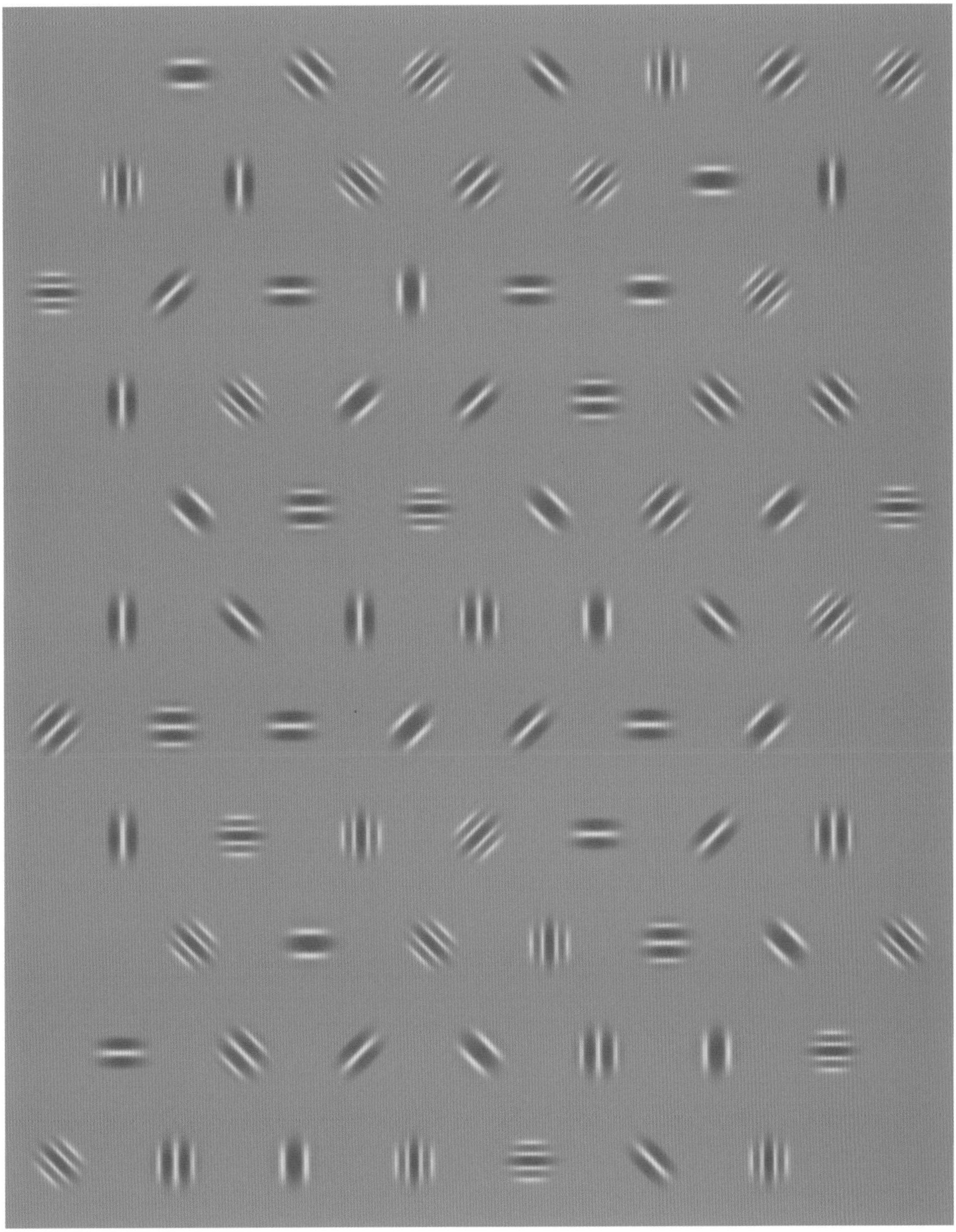

19 日目
写真トレーニング

数字追いかけ

ゼリービーンズに数字が浮かび上がっています。1 から 30 まで順に目だけで追いかけましょう。わざとぼかしている数字もあります。1 分を目安に続けてください。

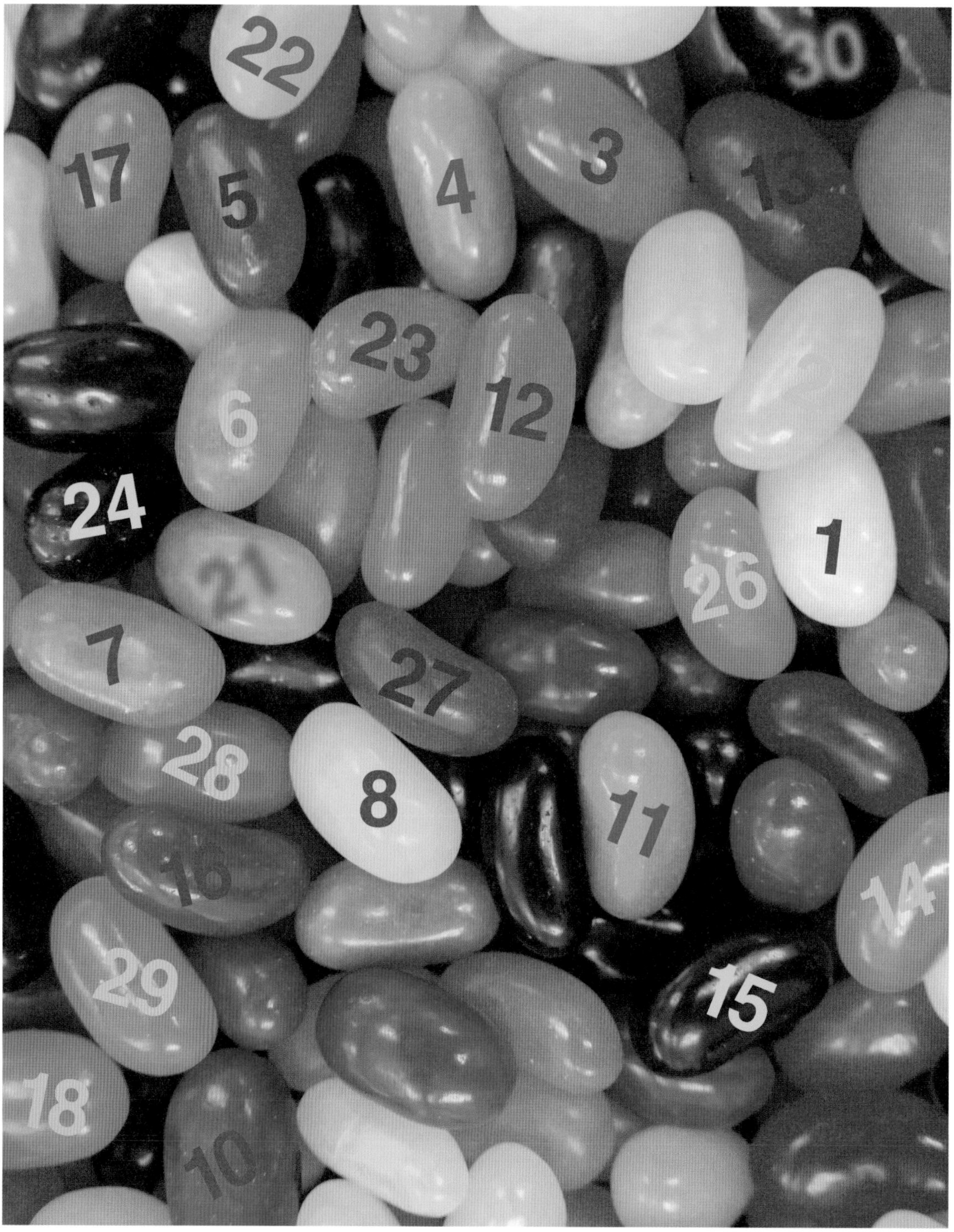

20日目

写真トレーニング

雪の結晶りんかくなぞり

雪の結晶のりんかくを目だけでなぞりましょう。ひとつの方向になぞり終わったら、今度は反対方向になぞってください。1 分を目安に続けてください。

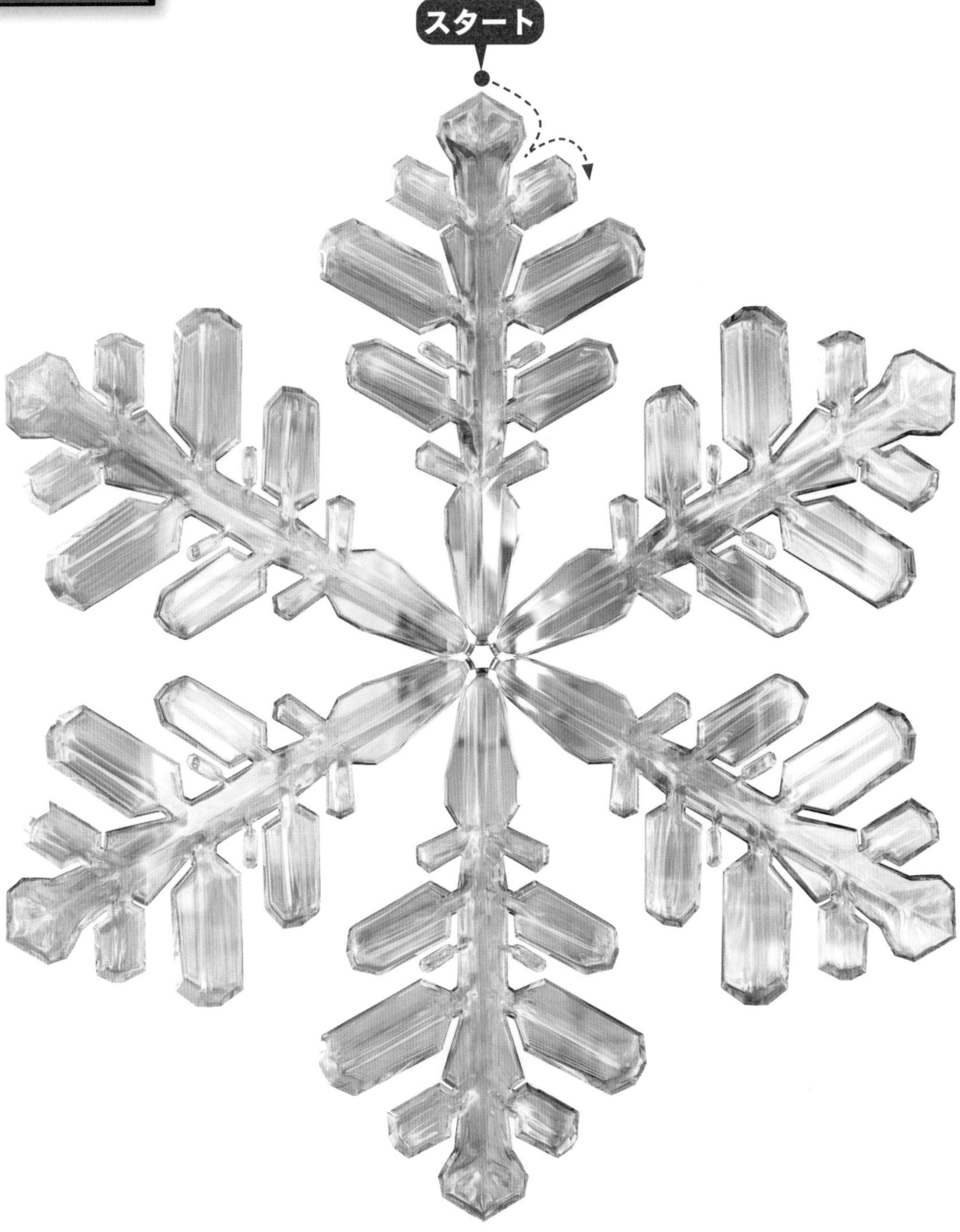

21日目
ステップ①

ぐるぐるガボール・パッチ パート1

ガボール・パッチが渦巻状に並んでいます。ガボール・パッチをひとつ選び、それと同じものを探しましょう。ひとつが探し終われば、また別のガボール・パッチを選び、同じものを探しましょう。

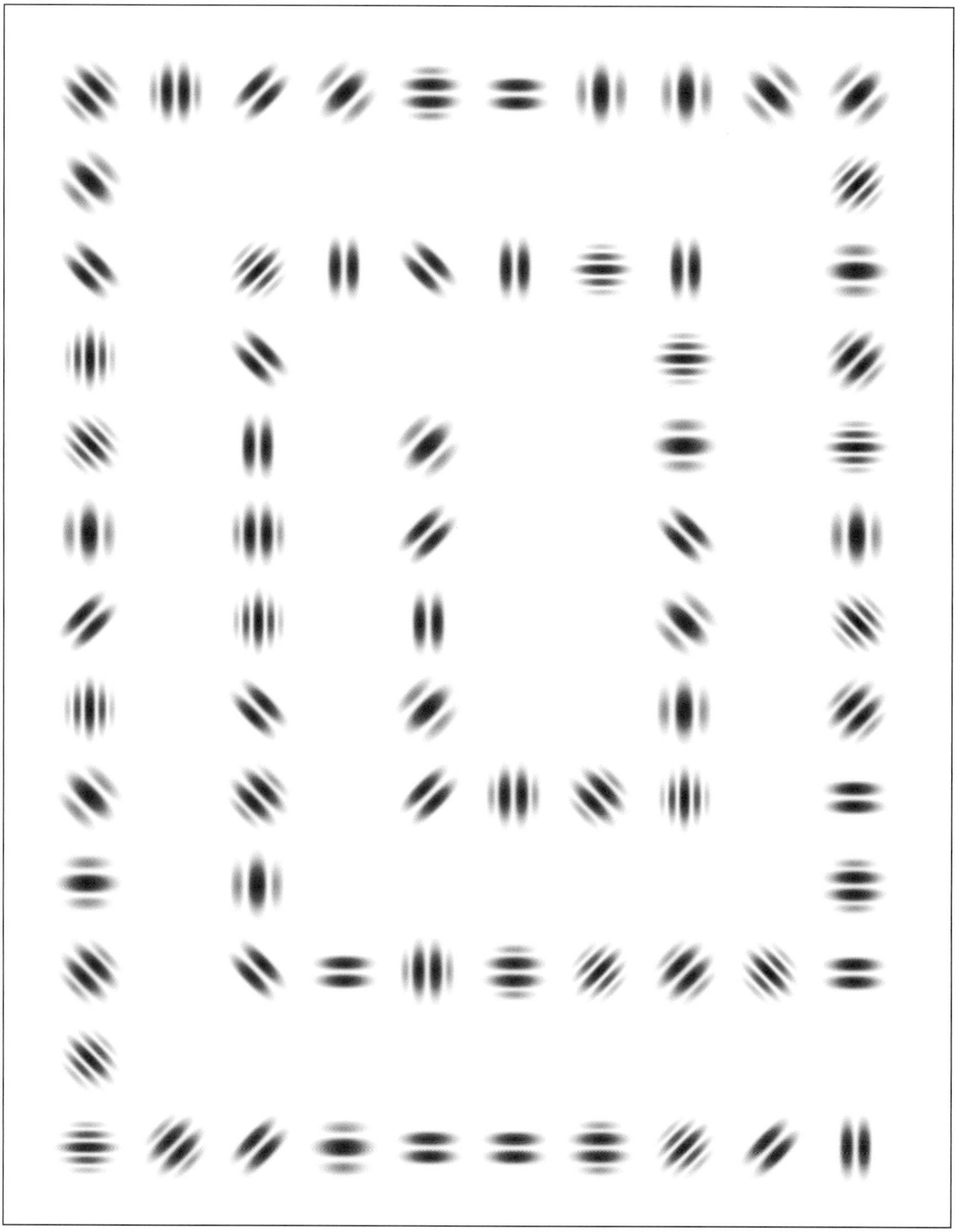

ぐるぐるガボール・パッチ パート2

ガボール・パッチと背景に色がつきました。ガボール・パッチをひとつ選び、それと同じものを探しましょう。ひとつが探し終われば、また別のガボール・パッチを選び、同じものを探しましょう。

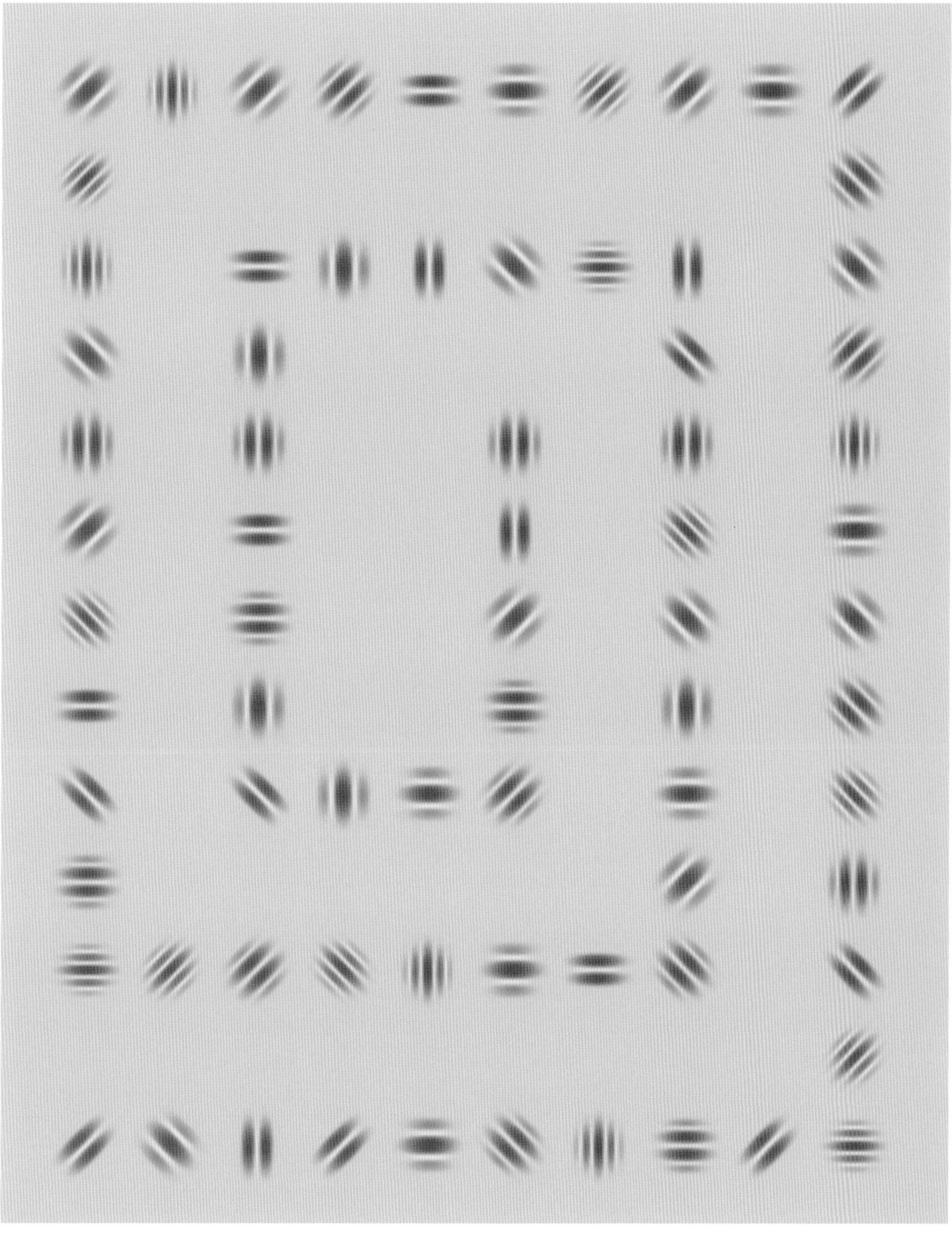

22日目
ステップ①

ぐるぐるガボール・パッチ パート3

背景が濃くなりました。ガボール・パッチをひとつ選び、それと同じものを探しましょう。ひとつが探し終われば、また別のガボール・パッチを選び、同じものを探しましょう。

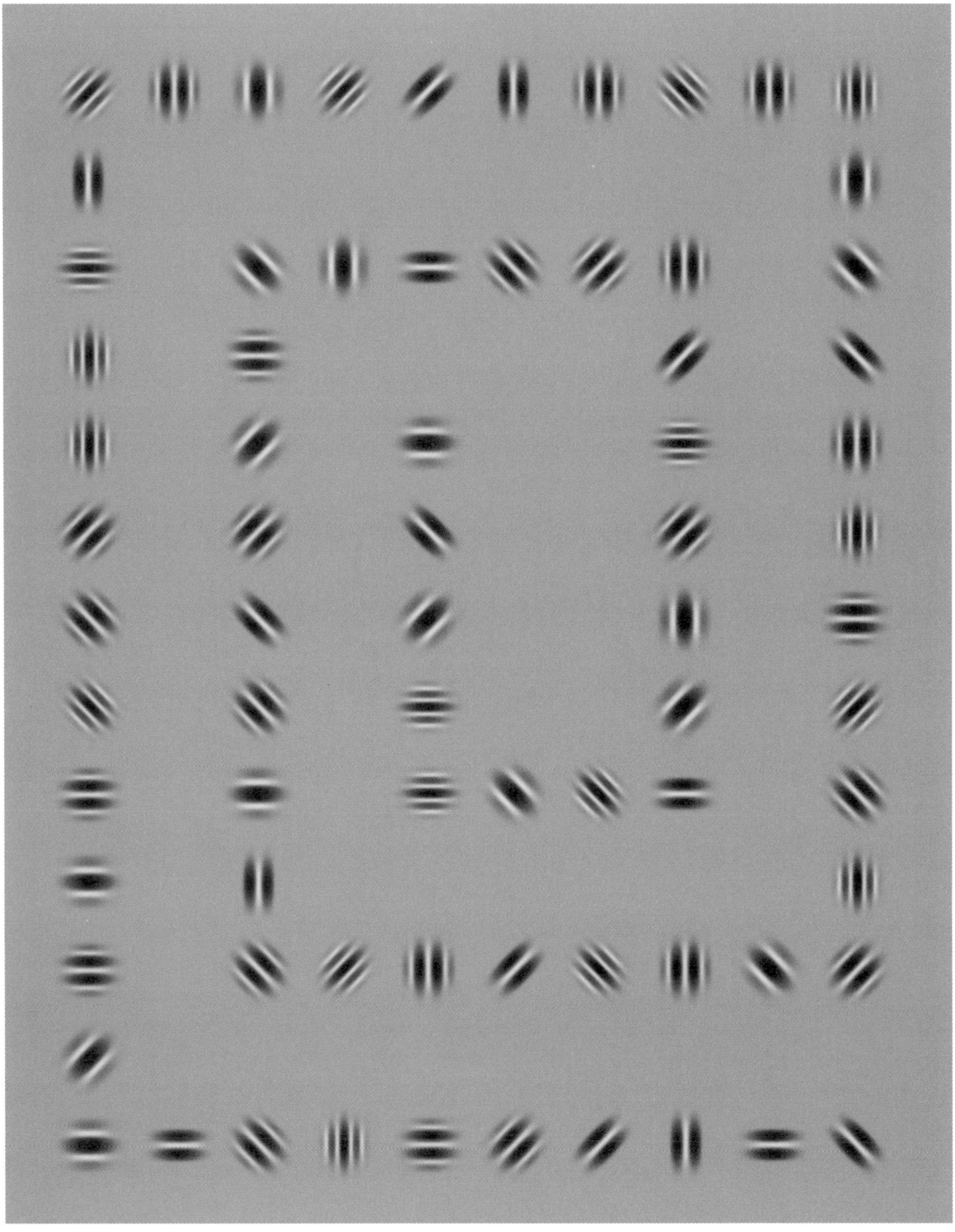

22日目
ステップ②

ぐるぐるガボール・パッチ パート4

ガボール・パッチと背景に色がつきました。ガボール・パッチをひとつ選び、それと同じものを探しましょう。ひとつが探し終われば、また別のガボール・パッチを選び、同じものを探しましょう。

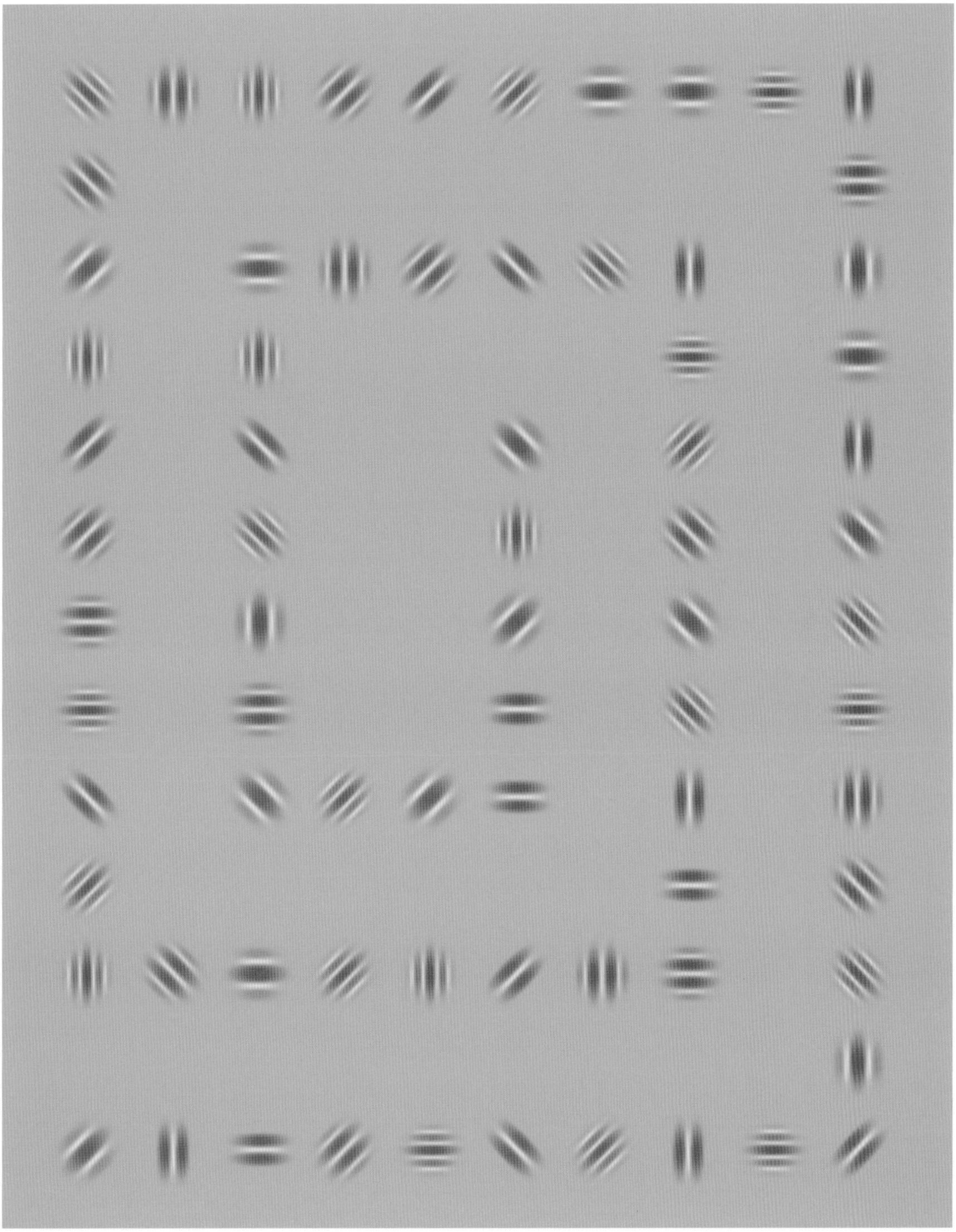

23日目
写真トレーニング

富士山なぞり（上）

富士山のすそ野から頂上、反対側のすそ野まで、矢印に沿って10秒かけて、視線を広く移動させましょう。左から右、右から左へと、3往復を目安に繰り返してください。

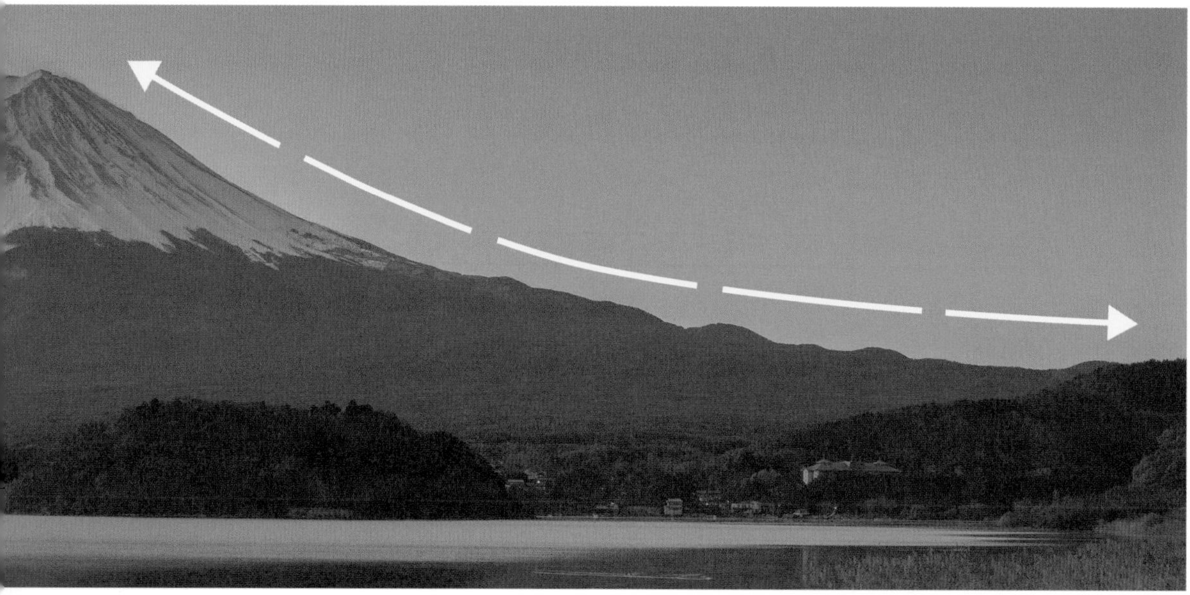

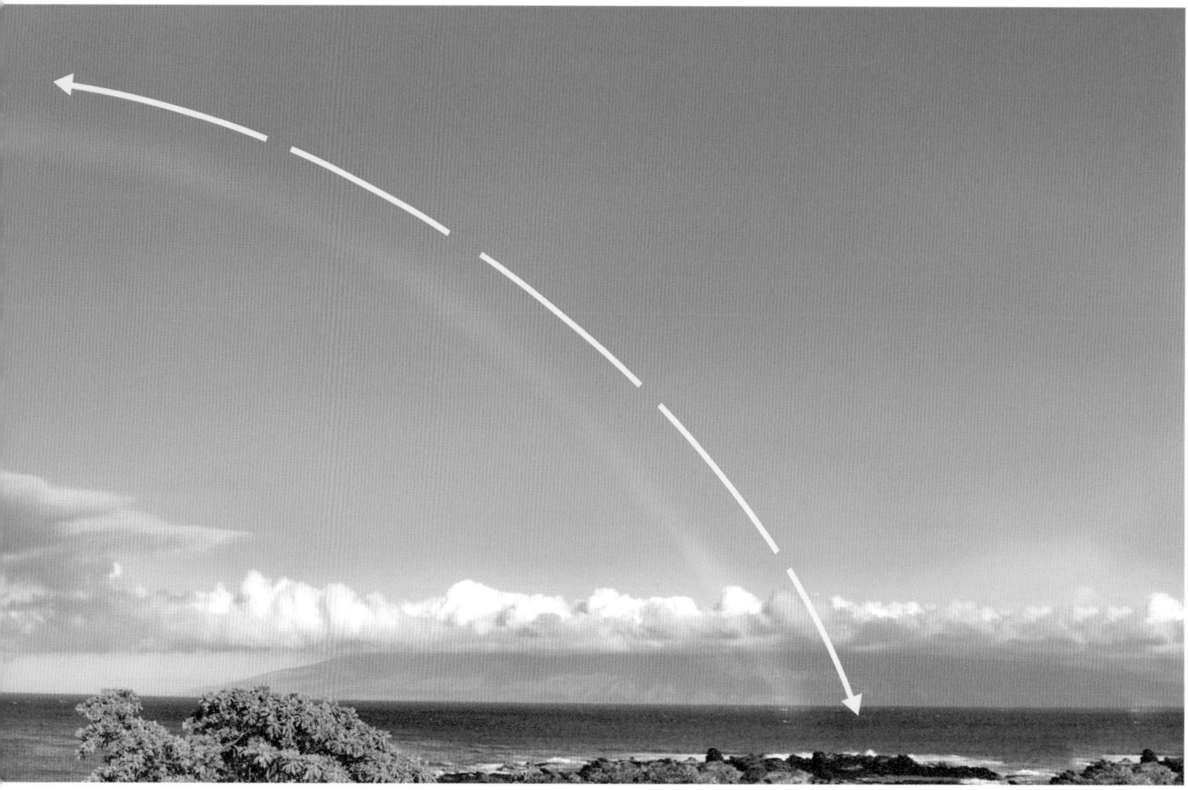

24日目
写真トレーニング

虹なぞり（下）

虹の根元から頂点、反対側の根元まで、矢印に沿って10秒かけて、視線を広く移動させましょう。左から右、右から左へと、3往復を目安に繰り返してください。

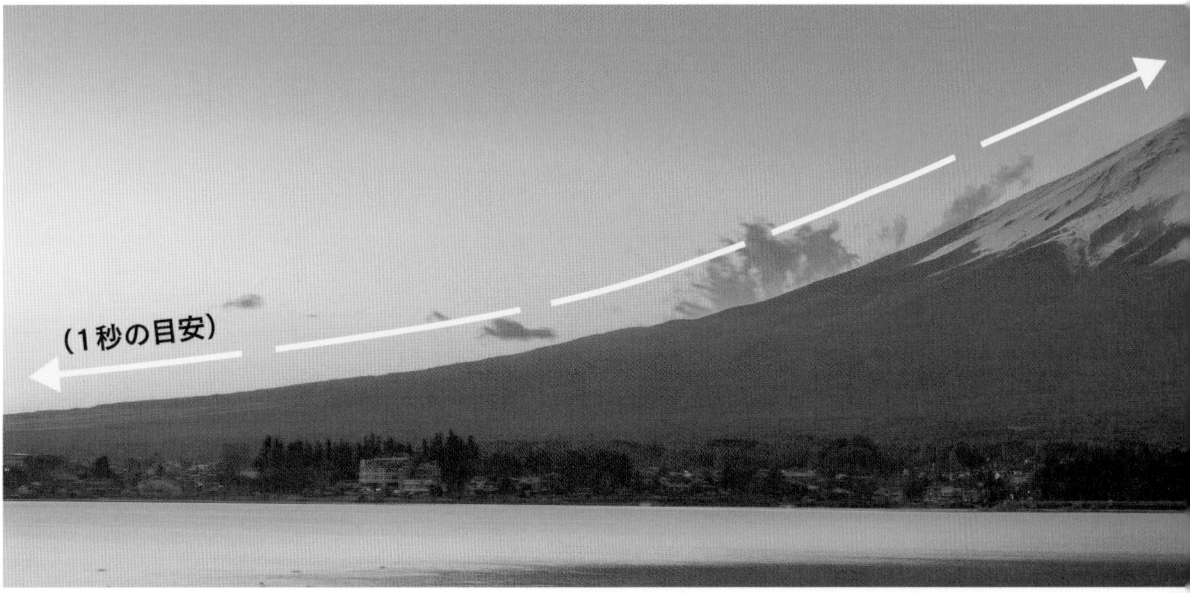

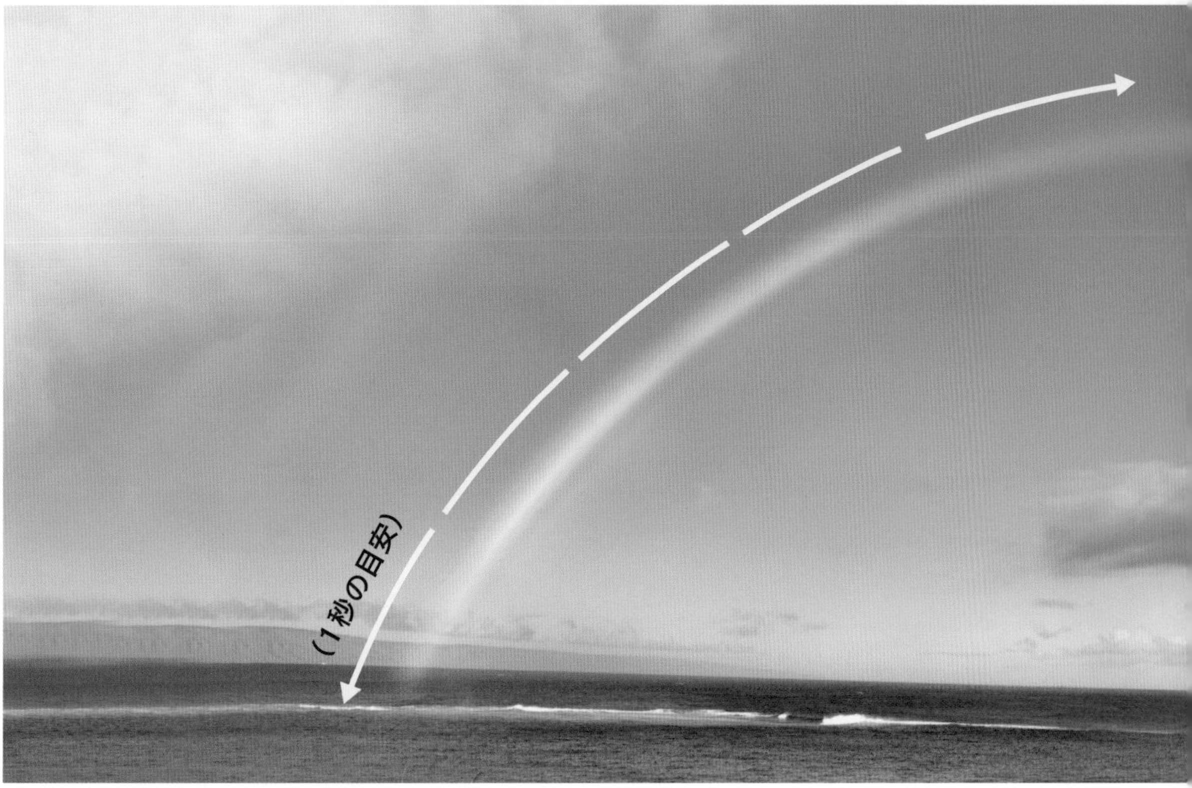

25日目

ステップ①

くねくねガボール・パッチ パート１

ガボール・パッチがジグザグに並んでいます。ガボール・パッチをひとつ選び、それと同じものを探しましょう。ひとつが探し終われば、また別のガボール・パッチを選び、同じものを探しましょう。

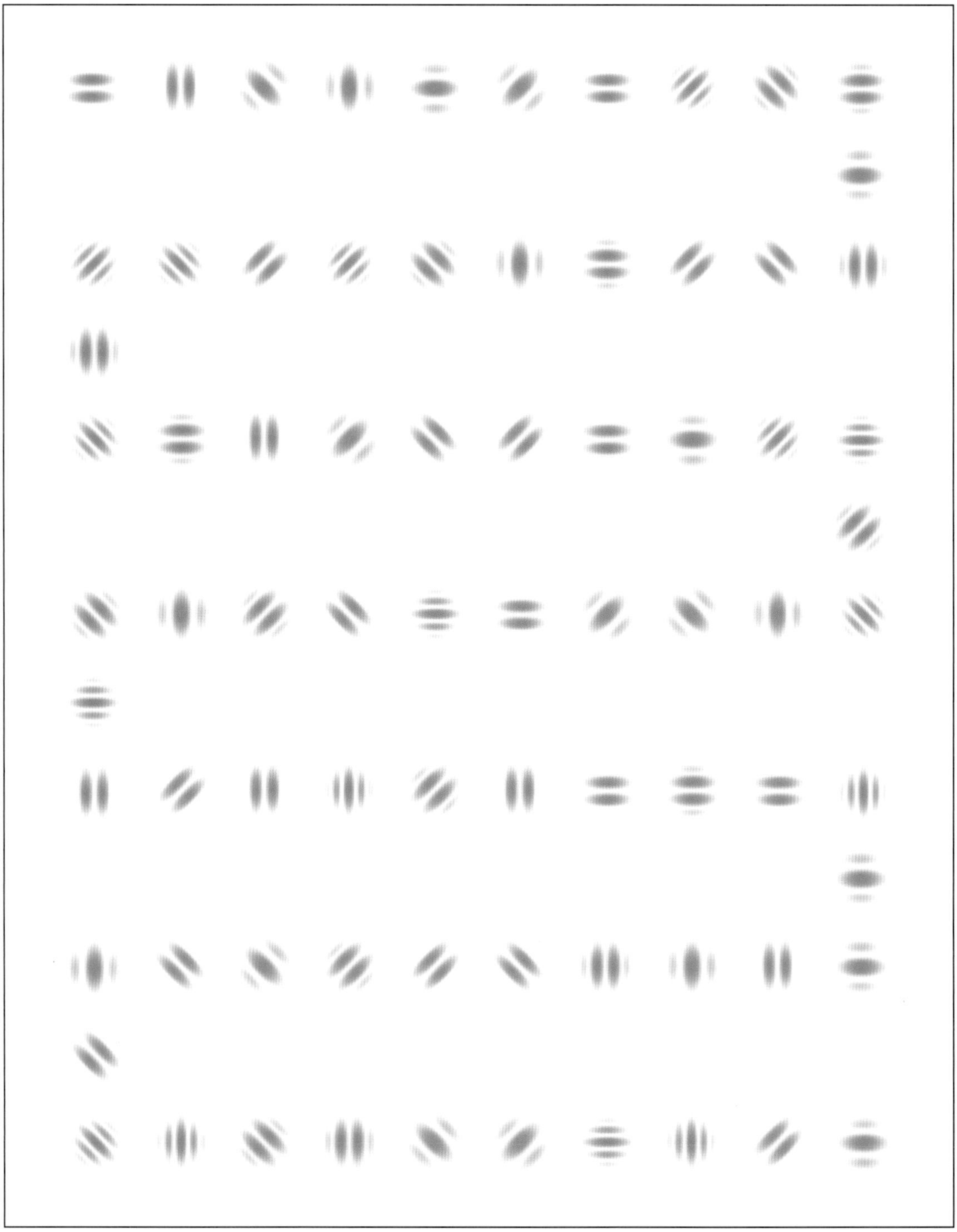

25日目
ステップ②

くねくねガボール・パッチ パート2

背景に色がつきました。ガボール・パッチをひとつ選び、それと同じものを探しましょう。ひとつが探し終われば、また別のガボール・パッチを選び、同じものを探しましょう。

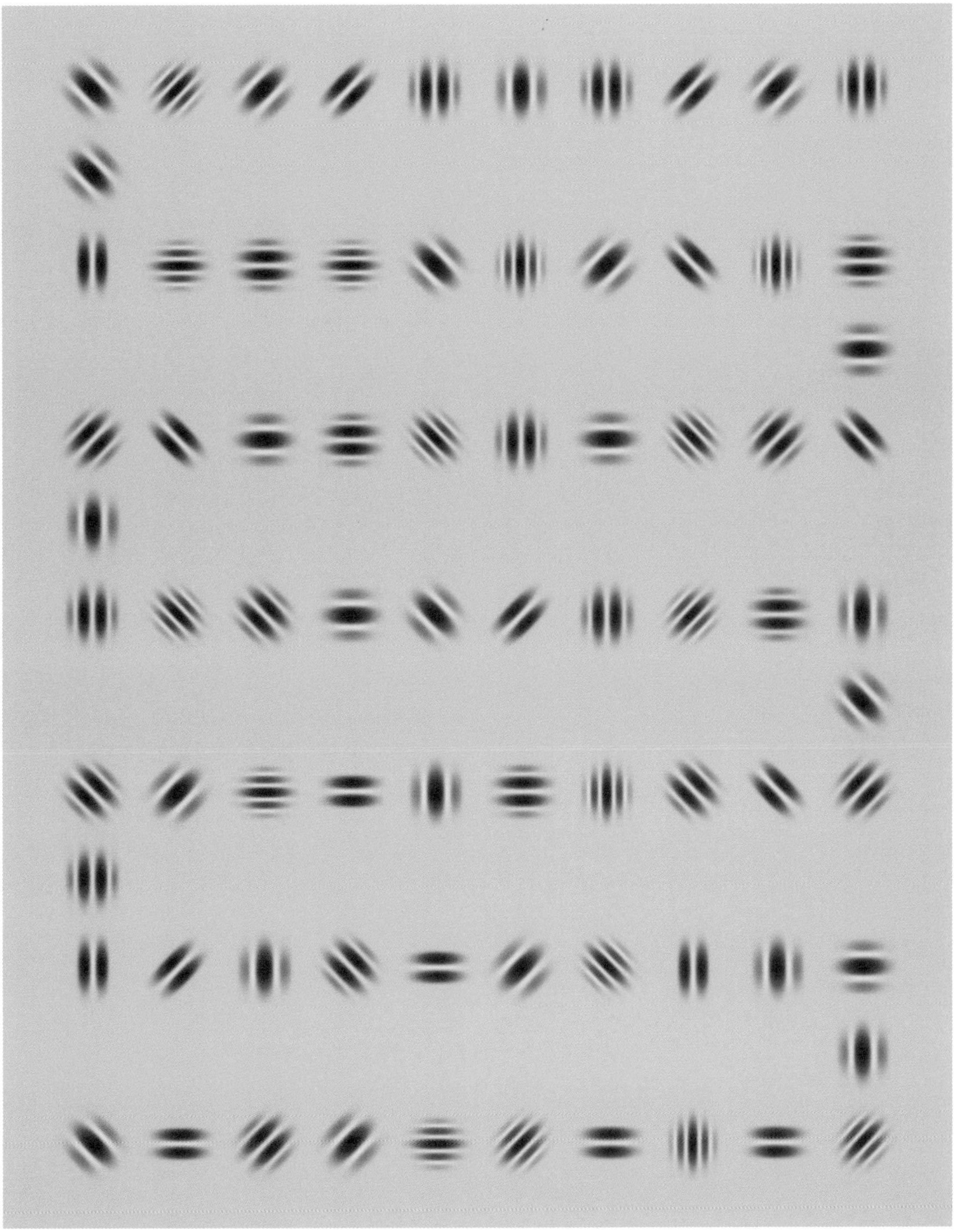

26 日目

ステップ①

くねくねガボール・パッチ パート3

ガボール・パッチと背景に色がつきました。ガボール・パッチをひとつ選び、それと同じものを探しましょう。ひとつが探し終われば、また別のガボール・パッチを選び、同じものを探しましょう。

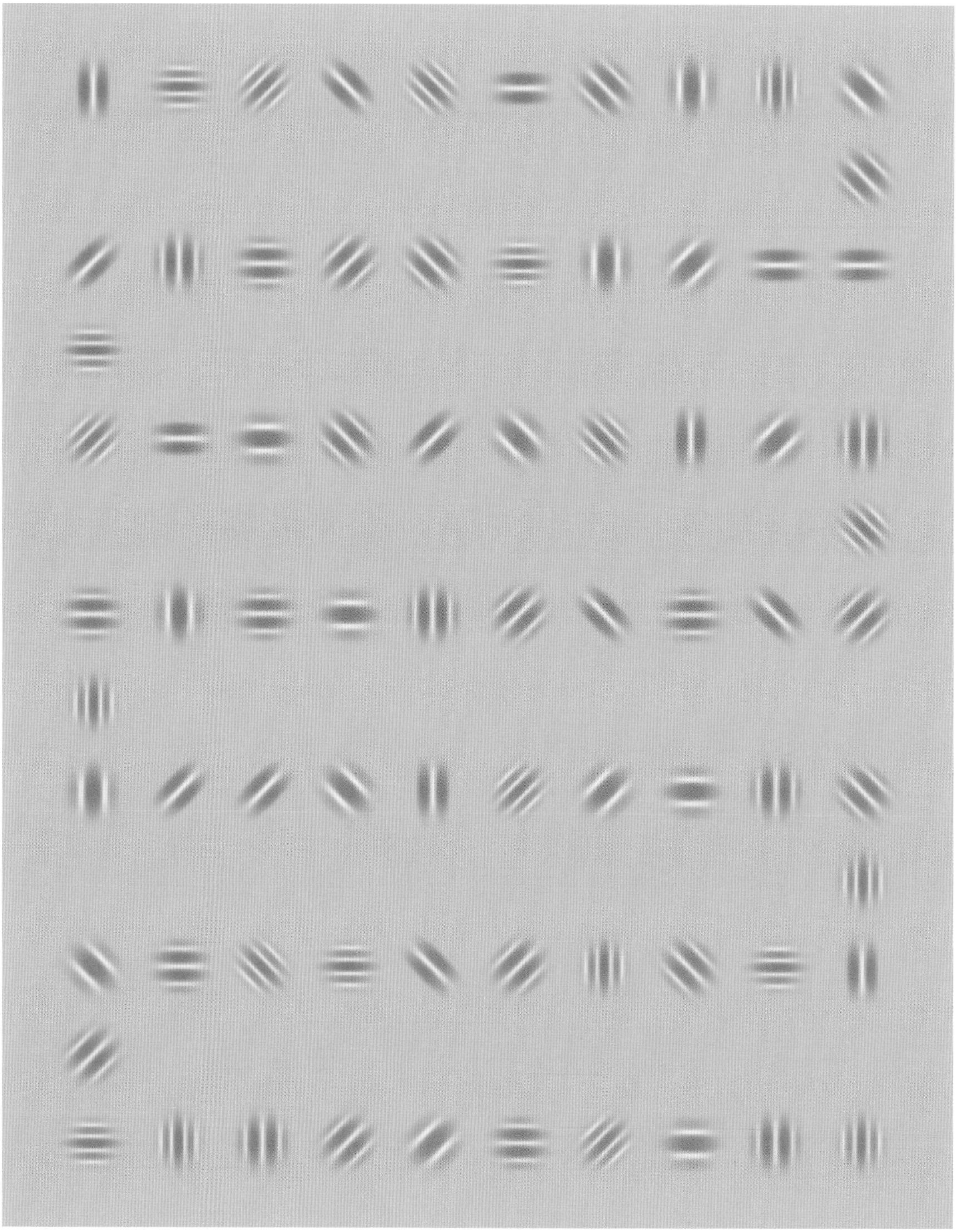

26日目
ステップ②

くねくねガボール・パッチ パート4

背景がさらに濃くなりました。ガボール・パッチをひとつ選び、それと同じものを探しましょう。ひとつが探し終われば、また別のガボール・パッチを選び、同じものを探しましょう。

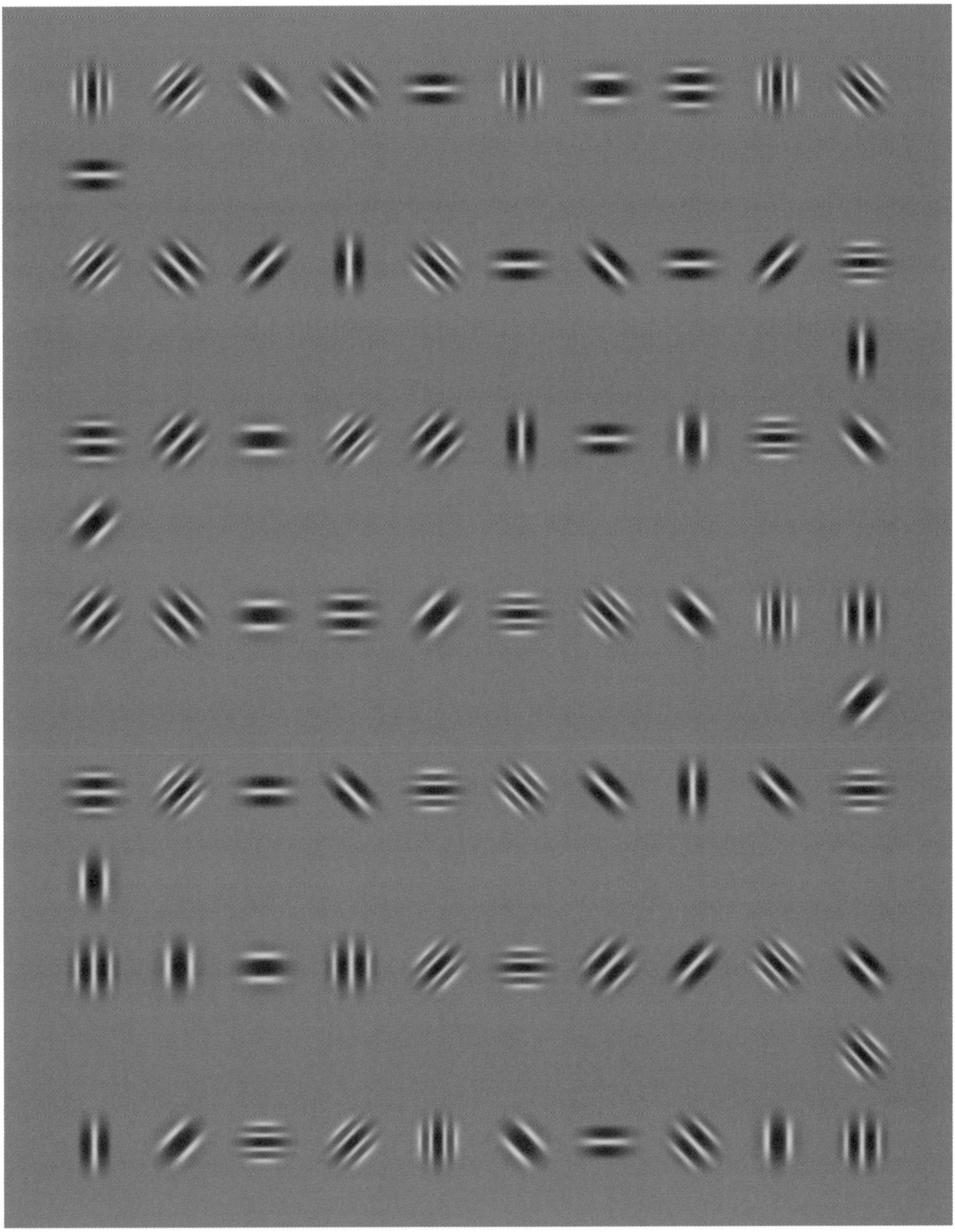

27日目
写真トレーニング

見上げてみよう

林の木立から大空を見上げるイメージで、空の部分を10秒眺めましょう。次に手前の木の幹を10秒眺めます。これを3回繰り返しましょう。

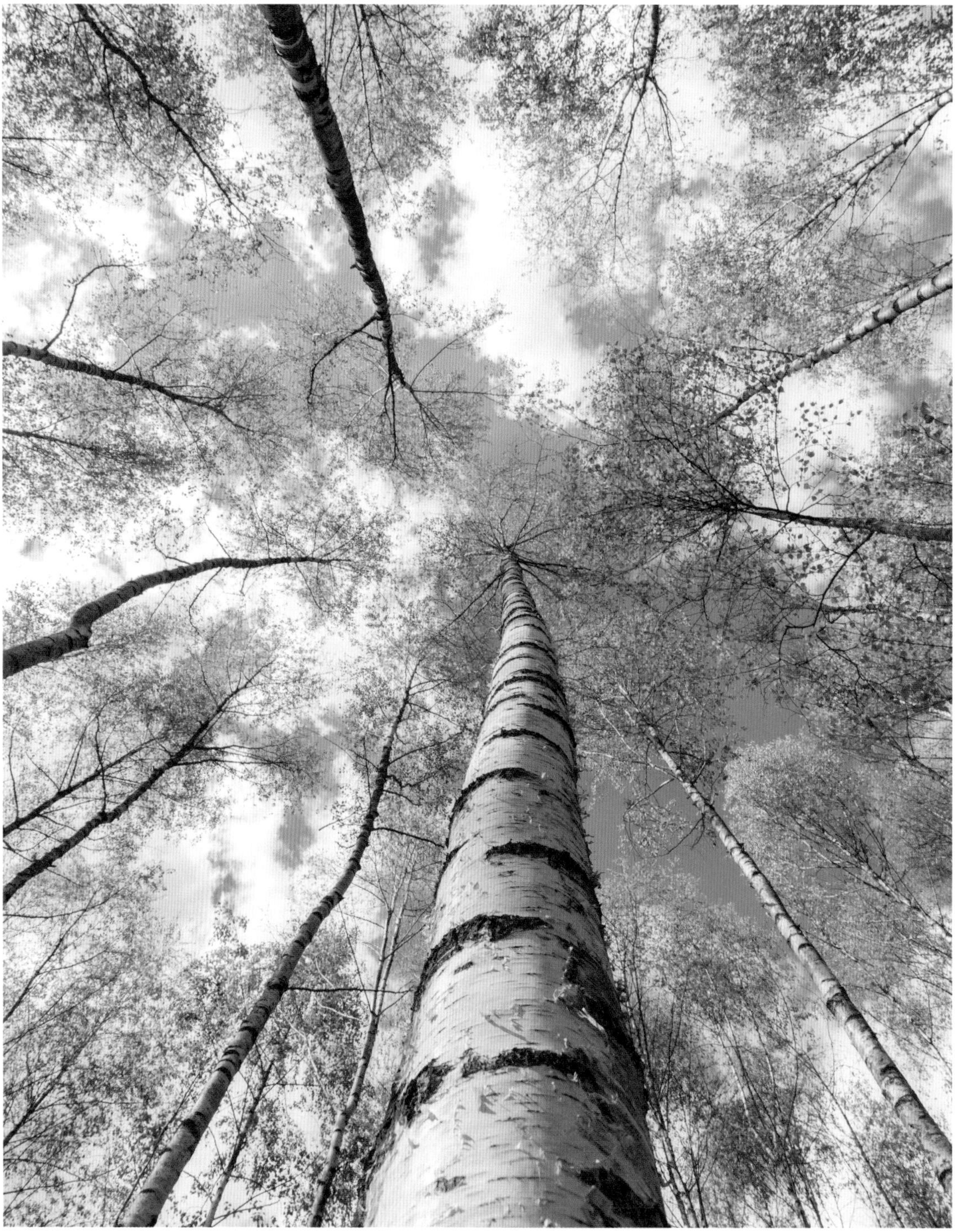

28日目

写真トレーニング

野菜・果物探し

中央の列の野菜や果物の写真を見て、両端の文字の中からその名前を見つけましょう。慣れてきたらそのスピードを上げてみてください。１分が目安です。

れんこん

バナナ

レモン

だいこん

もも

ブロッコリー

レタス

ぶどう

にんじん

たけのこ

かぼちゃ

アスパラガス

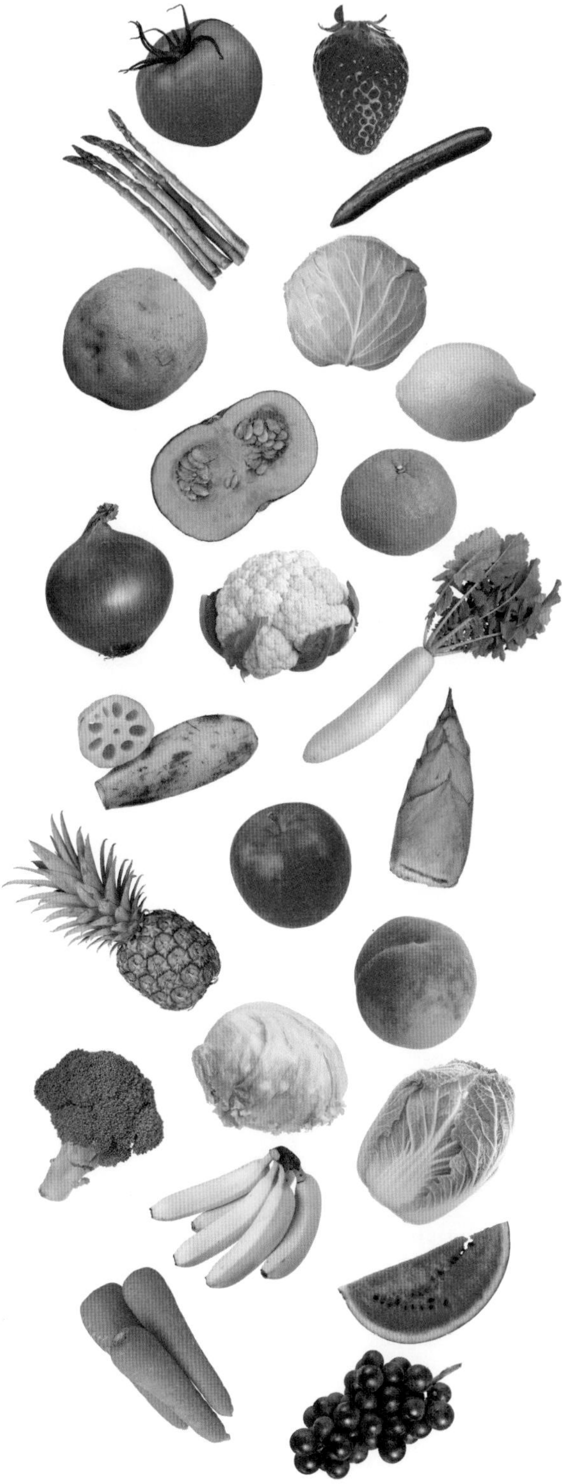

カリフラワー

すいか

りんご

いちご

はくさい

じゃがいも

きゅうり

パイナップル

たまねぎ

みかん

キャベツ

トマト

29 日目

ステップ①

ガボール・パッチ160 パート1

こんなに小さくなったガボール・パッチをひとつ選び、それと同じものを探しましょう。ひとつが探し終われば、また別のガボール・パッチを選び、同じものを探しましょう。

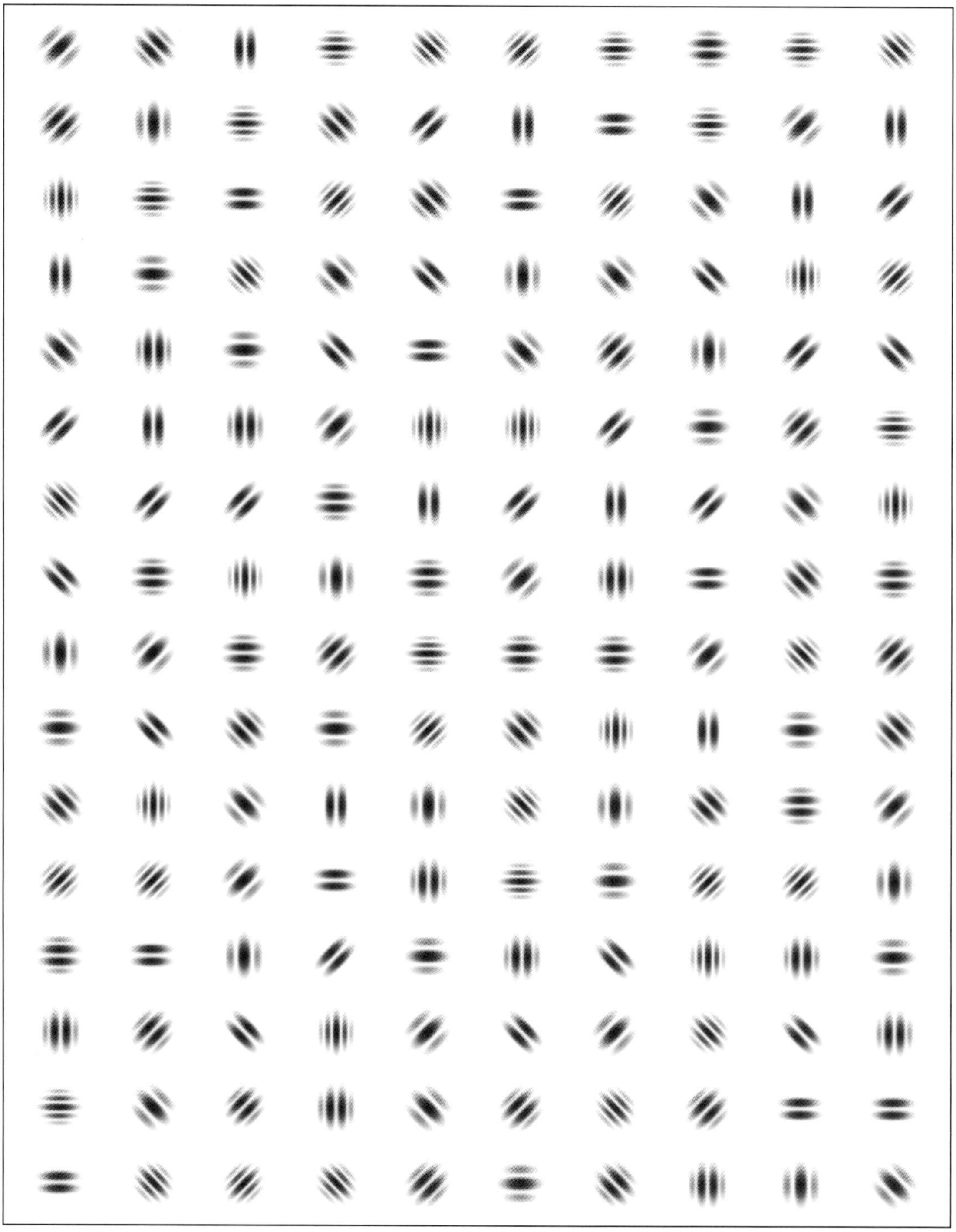

29日目
ステップ②

ガボール・パッチ160 パート2

ガボール・パッチと背景に色がつきました。ガボール・パッチをひとつ選び、それと同じものを探しましょう。ひとつが探し終われば、また別のガボール・パッチを選び、同じものを探しましょう。

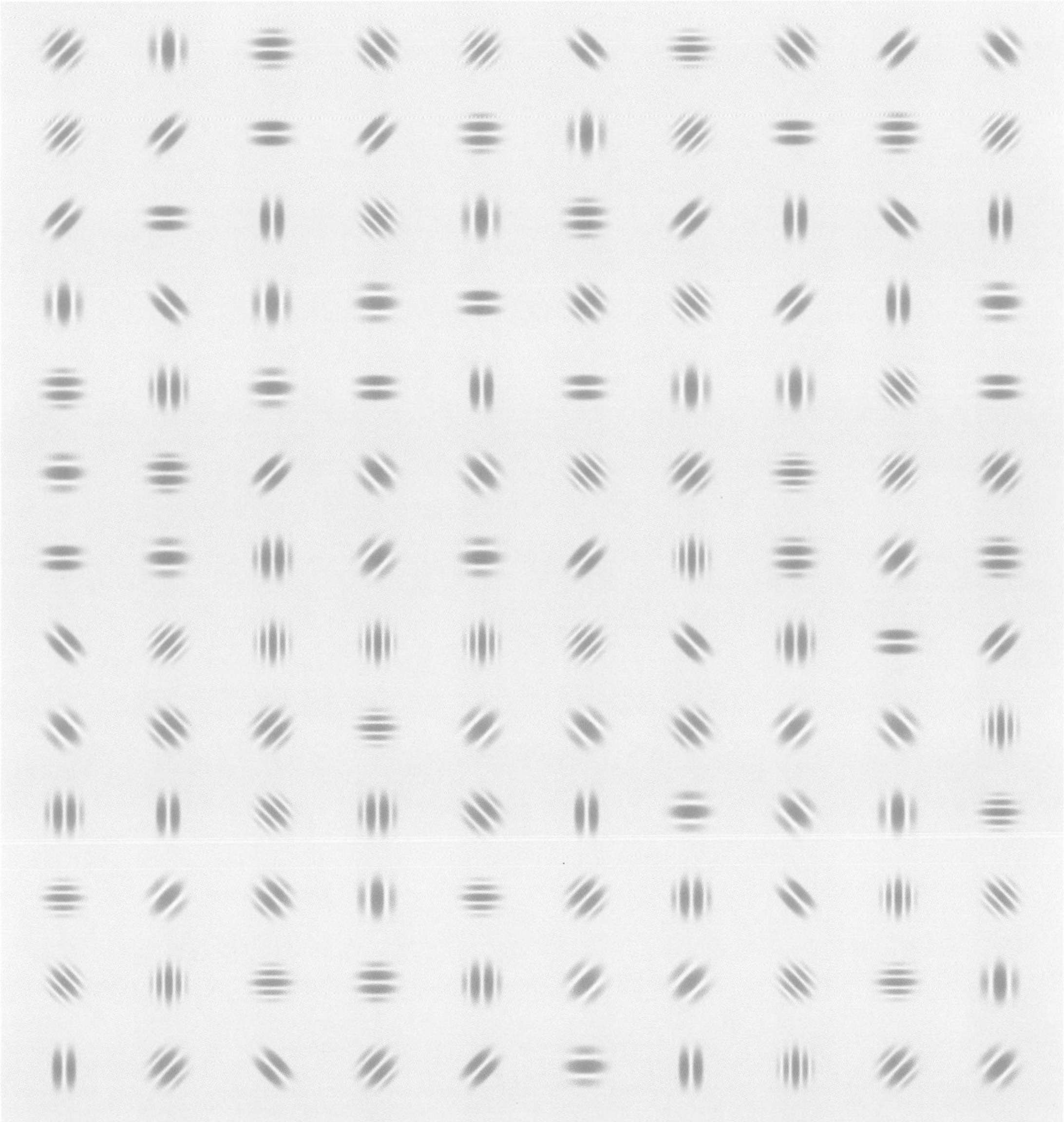

30日目
ステップ①

ガボール・パッチ160 パート3

背景が濃くなりました。ガボール・パッチをひとつ選び、それと同じものを探しましょう。ひとつが探し終われば、また別のガボール・パッチを選び、同じものを探しましょう。

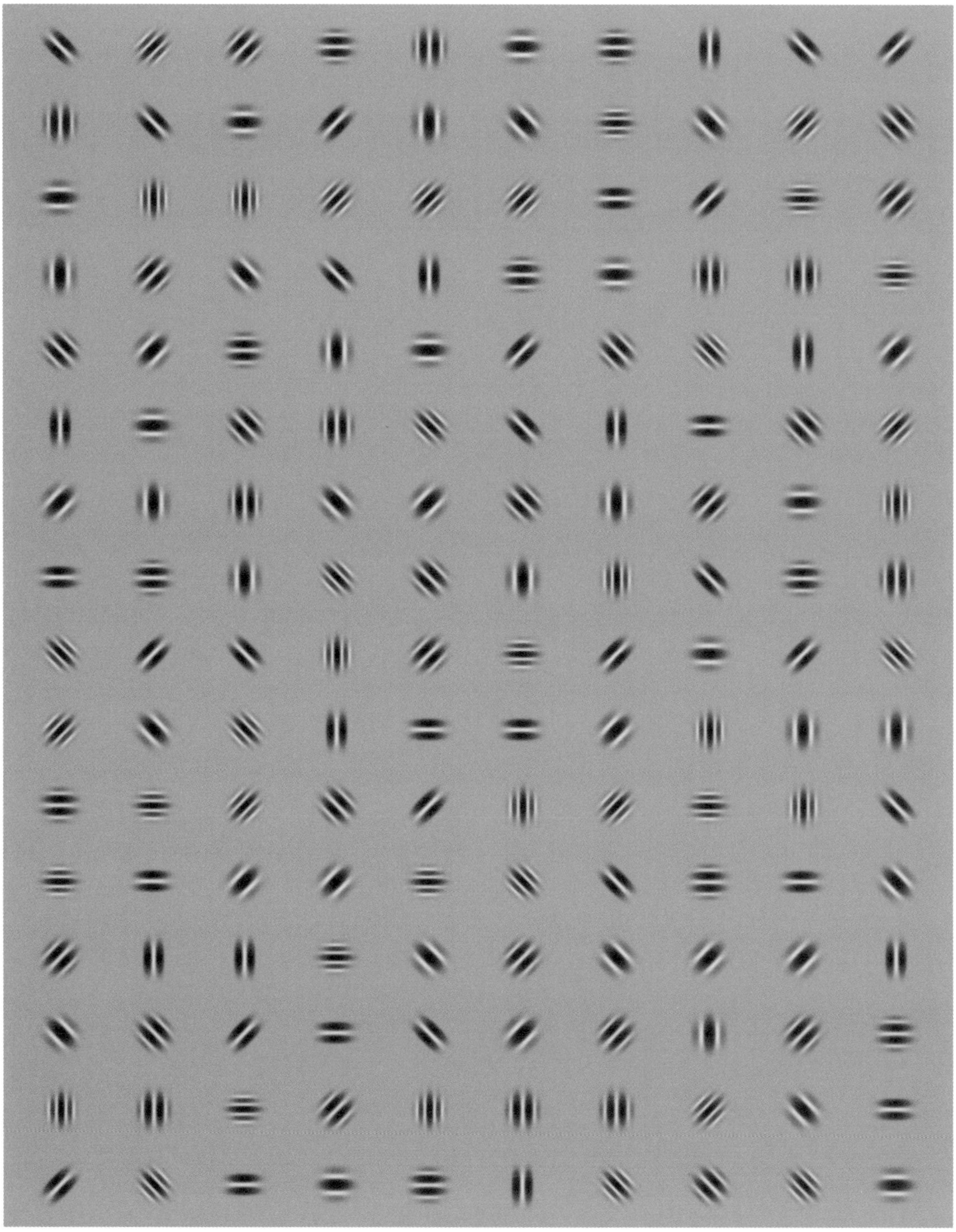

30日目
ステップ②

ガボール・パッチ160 パート4

ガボール・パッチと背景に色がつきました。ガボール・パッチをひとつ選び、それと同じものを探しましょう。ひとつが探し終われば、また別のガボール・パッチを選び、同じものを探しましょう。

31 日目

写真トレーニング

迷路

スタートからゴールまで、頭や首を動かさず、目だけを動かしてたどりましょう。わざとぼかしている部分もあります。慣れてきたらスピードをあげてみてください。1分を目安にチャレンジ。

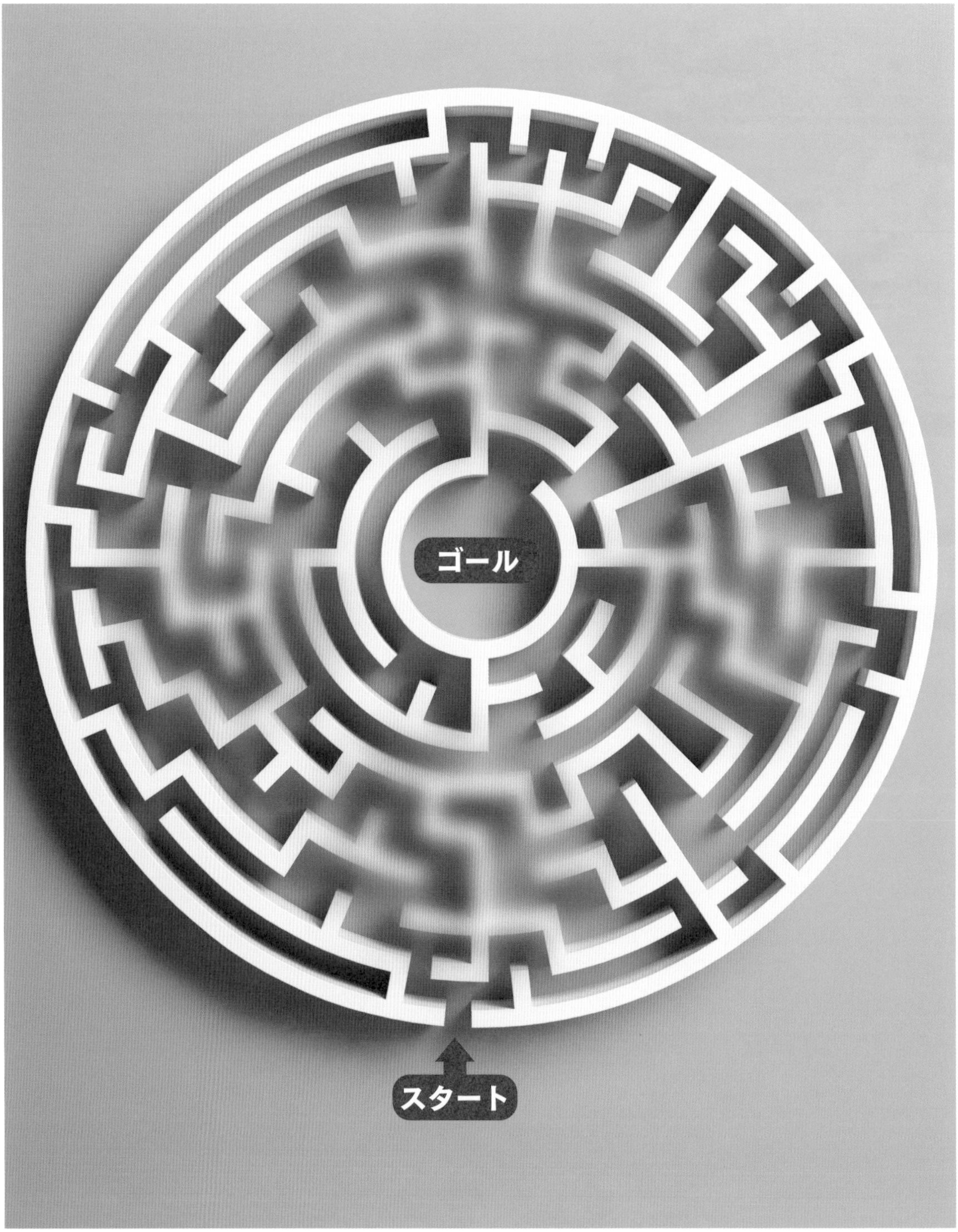

（答えは79ページ）

PART 3

目と脳を活性化する プラスアルファのエクササイズ

ガボール・トレーニングと一緒に、または、目が疲れたとき、頭をリフレッシュしたいときにおすすめの、プラスアルファのエクササイズを紹介します。68・69ページのチベットホイールは、コピーをして見やすいところに掲げておき、気がついたときに行なうとよいでしょう。

チベットホイールを目でなぞりましょう

使われていない筋肉を動かして柔軟性を取り戻しましょう

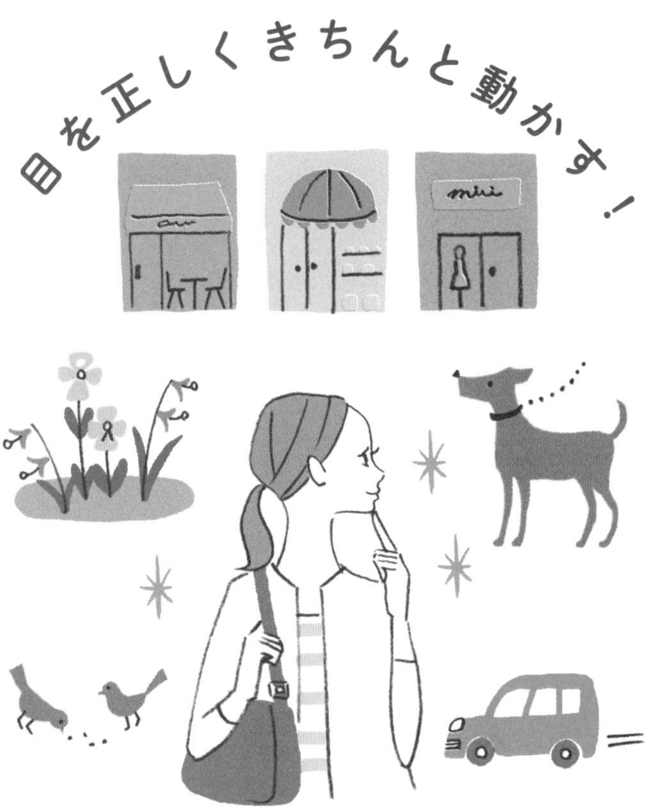

毛様体と外眼筋を鍛える

目は、脳の約23倍も血液を必要としています。そのため、視力回復には目の血流を高めることが欠かせません。目の周りの血流が増えると、視神経に充分な酸素や栄養素が行き渡り、脳への情報伝達もスムーズになります。眼球を動かすことにより、毛様体の緊張もほぐれ、目のピントも合いやすくなります。

　まずは「目を正しくきちんと動かす」基本を身につけるために、図形を使ったトレーニング法を紹介しましょう。

　雪の結晶のような図形は、ジェイコブ・リバーマン博士が開発した「チベットホイール」と呼ばれるものです。図形の輪郭を目でなぞることで、毛様体と外眼筋を鍛えるとともに、目の周りの血流を促します。眼球を動かしたあとに、目の周りがほんのり温かくなれば、血流がよくなったことのあらわれです。

　コピーして居間の壁や職場のデスクの前など、よく目につく場所に貼り、気がついたら行なうようにしましょう。

チベットホイールの使い方

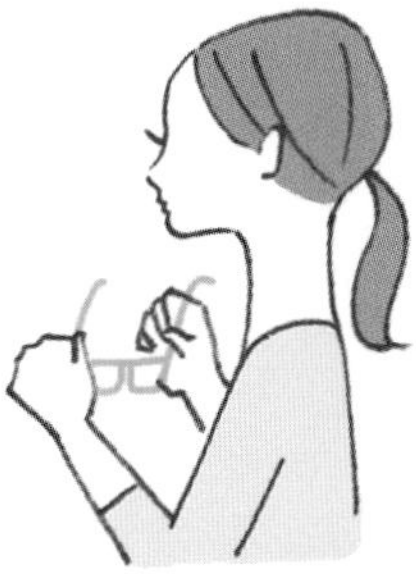

1 メガネやコンタクトレンズをはずし、裸眼にします。

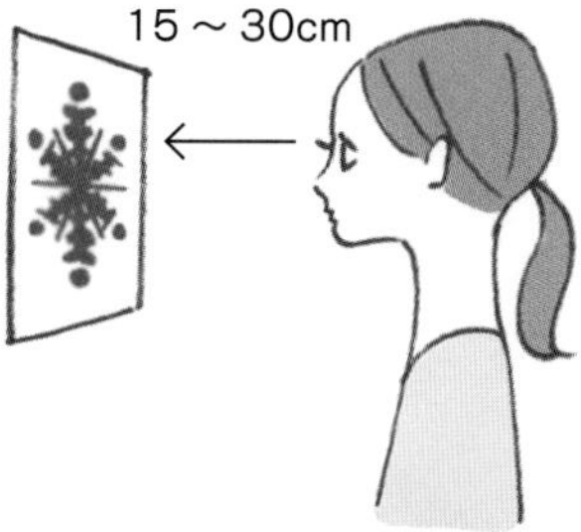

2 チベットホイールにピントが合う位置（15～30cm）に目を近づけ、図形の中心と顔の中心を合わせます。

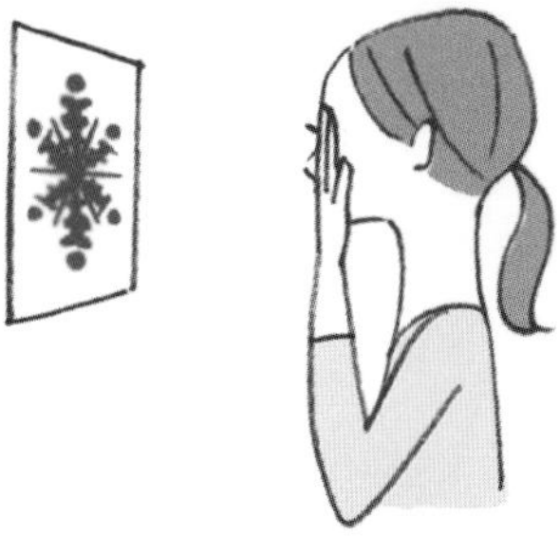

3 左目を左手で覆い、右目だけで図形の輪郭を時計回りになぞります。終わったら、同じことを反時計回りで行ないます。

※頭や手を動かさずに、目だけを動かすのがポイント。

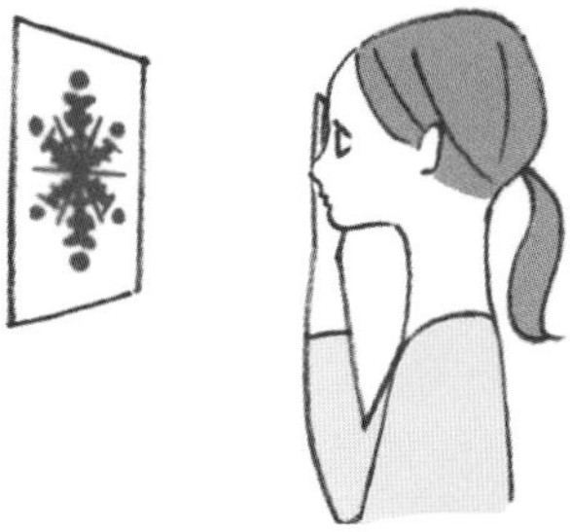

4 左目でも同様に 3 を行ないます。

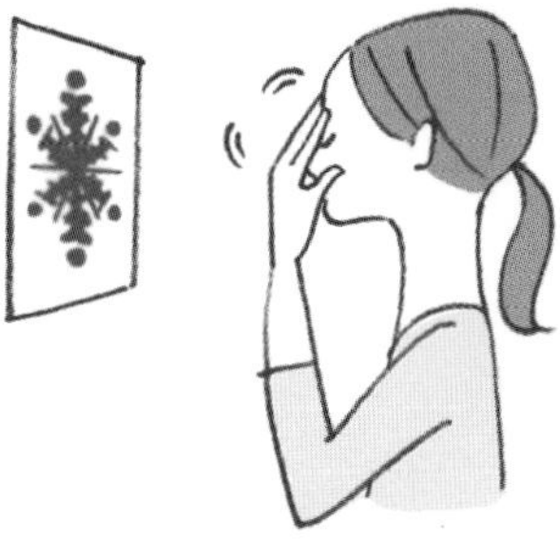

5 目の周りを、左右それぞれ1～2分程度、軽くもみほぐします。

チベットホイール

片目ずつりんかくをなぞりましょう。時計回りが終われば、次は反時計回りで。片目が難しいときは両目で行なってください。

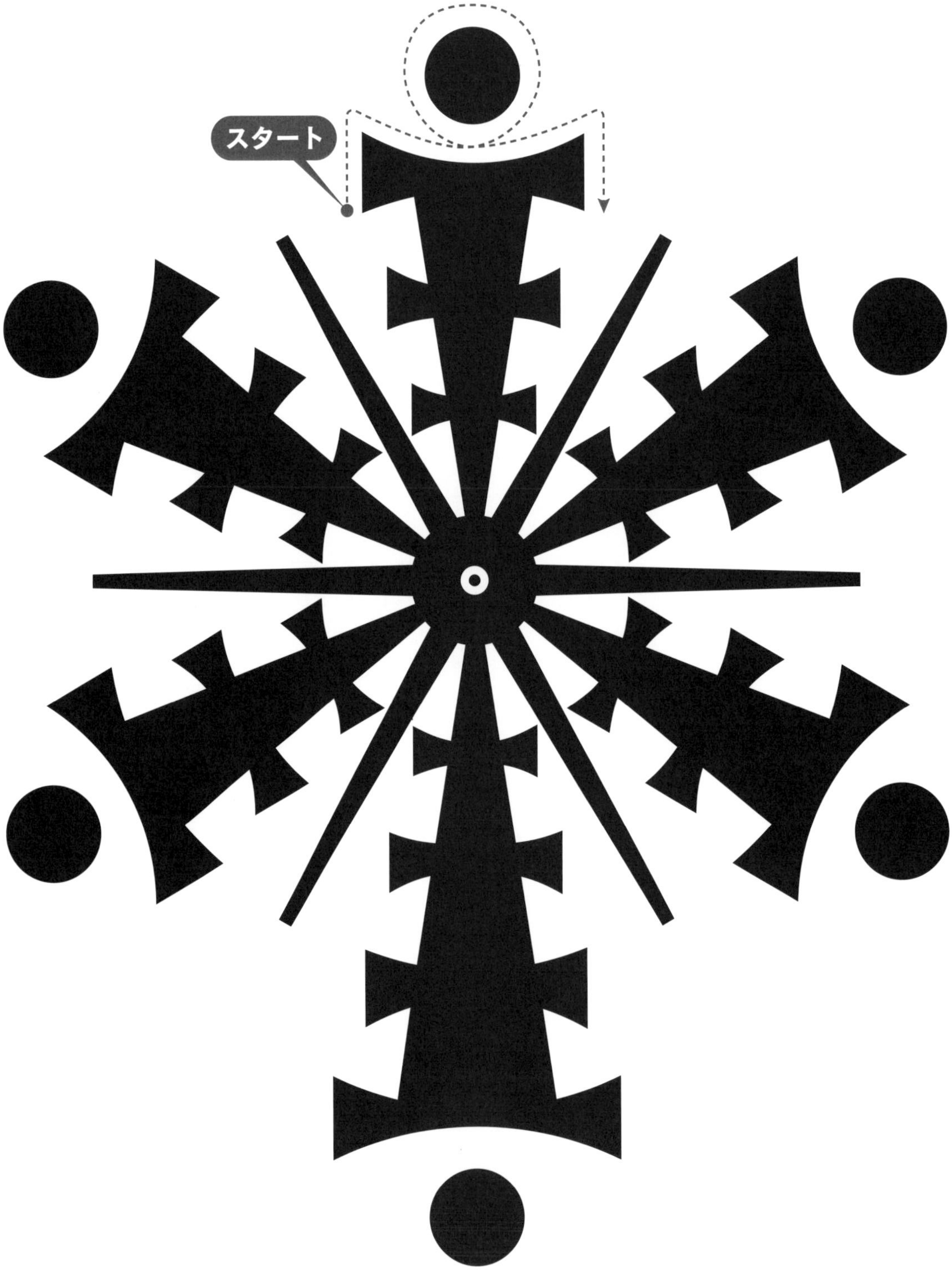

ほんべ式ガボール・チベットホイール

ガボール・パッチ風にぼかすアレンジを加えました。方法は68ページと同様です。片目が難しいときは両目で行なってください。

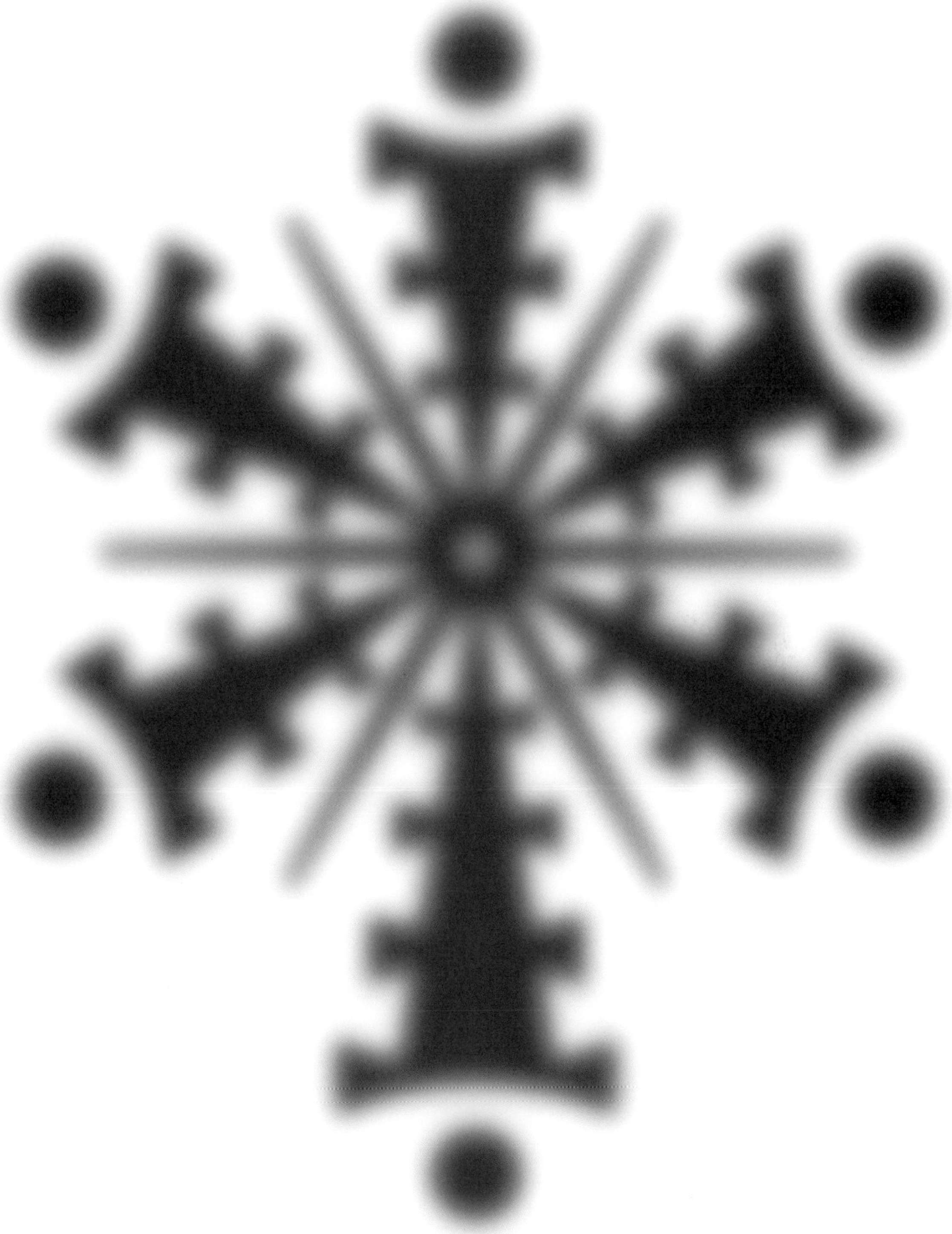

パーミングで目を温めましょう

簡単な方法で血流不良を解消できます

パーミングをやってみましょう

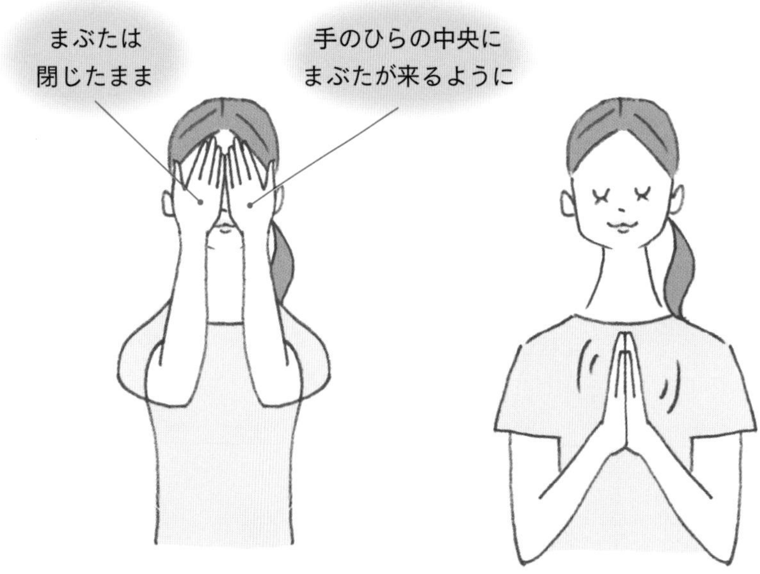
まぶたは
閉じたまま
手のひらの中央に
まぶたが来るように

①両手のひらを20～30回こすり合わせます。

②こすり合わせて温まった手のひらで20秒程度目を覆います。

目の筋肉がリラックス

視力の回復には、目の血流改善が効果的ですが、そのためには目を温めることが大切です。ここでは「パーミング」を紹介します。

方法はいたって簡単。両手をこすり合わせて、まぶたに軽く当てるだけです。

温かさと暗闇に包まれることで目の筋肉がリラックスでき、血流をよくする効果があります。温めることで筋肉の緊張がゆるみ、目の疲労回復ができるだけでなく、近視などの目のトラブルを緩和することもできます。

目が疲れているとき、アイスパックなどで冷やすと気持ちがよいものですが、実は目を冷やすと、血液の循環不全によりピント調節機能が低下します。

道具は何もいりませんし、時間もかかりませんので、毎日の生活に取り入れやすい方法です。

パーミングは手のひらで目を覆うだけのシンプルな方法ですが、血流不良の解消には最善の策なのです。

目の体操をしましょう

目の周りの血のめぐりがよくなると見え方も考え方もスッキリします

目の体操の方法

目は閉じたままで行ないます

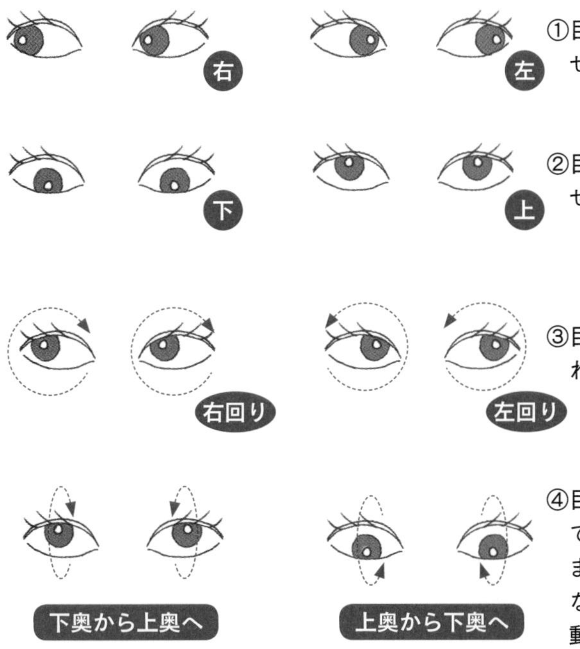

①目を左右に動かし、9往復させます。

②目を上下に動かし、9往復させます。

③目を右回り、左回りにそれぞれ9回ずつ動かします。

④目を縦に回転させるイメージでそれぞれ9回ずつ動かします（実際にできる動きではないので、イメージしながら動かしてください）。

目を全方向へ動かす

気功治療家の内藤千鶴古さんが、ご自身の視力回復のために考案されたトレーニング法です。内藤さんはこのトレーニングにより、視力を0・01から0・7まで回復されたと言います。

目を上下左右に、ゆっくりまんべんなく動かすのがコツです。

目が疲れているのに目を動かすというのは、一見矛盾しているようですが、「正しくきちんと」動かせば、毛様体が鍛えられ、血液の流れもよくなって、目も頭もスッキリします。

目を閉じてリラックスした状態で、1日1回以上行ないましょう。

《目の体操の方法》 ※目を閉じて

①目を左右に9往復させます。

②目を上下に9往復させます。

③目を右回り、左回りにそれぞれ9回ずつ動かします。

④目を縦に回転させるイメージで、上奥から下奥へ、下奥から上奥へ、それぞれ9回ずつ動かします。

頸椎のゆがみを正すアイネック体操

ドライアイや眼精疲労などにも有効です

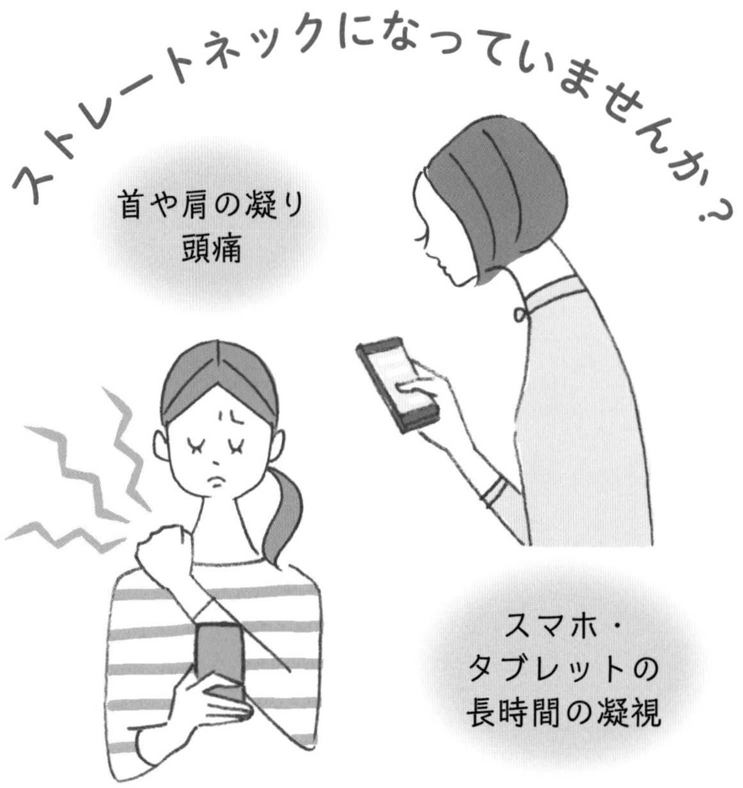
ストレートネックになっていませんか？
首や肩の凝り
頭痛
スマホ・
タブレットの
長時間の凝視

首の筋肉をほぐす

スマートフォンやタブレット、パソコンの画面などを長時間凝視していると、首を突き出したような前かがみの姿勢になります。いわゆる「ストレートネック」です。

前かがみのストレートネックの状態が続くと、頸椎《けいつい》（首の骨）がゆがんでしまい、首から脳へ向かう血流が障害され、脳や目への血液が不足します。

ここで紹介する「アイネック体操」は、頸椎のゆがみを補正します。硬直した首の筋肉をほぐし、ゆがんだ頸椎を元の位置に戻すことで、血流も回復します。

目の疲れがひどいときは、首や肩もたいてい凝っているものです。逆に、肩や首が凝っていると、目が疲れやすくなるのも事実です。日頃、目・首・肩の凝り、頭痛に悩まされているなら、この体操を続けてみてください。

アイネック体操は、視力回復はもちろんのこと、ドライアイや眼精疲労などのトラブルにも効果が期待できます。

アイネック体操のやり方

1日に
1セットを
6～10回

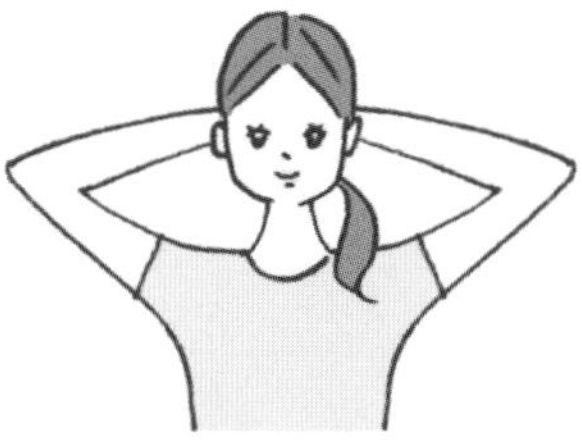

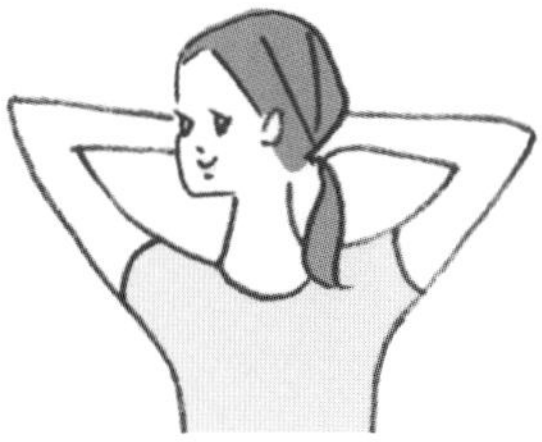

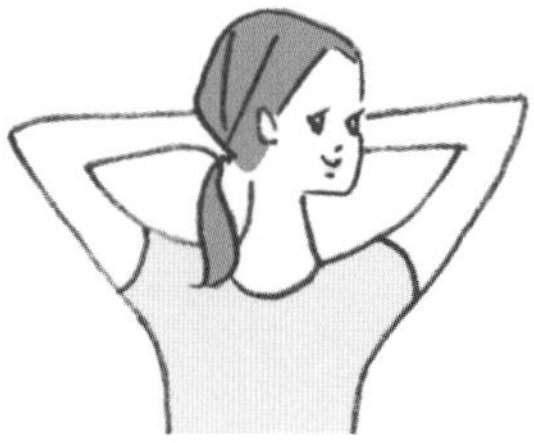

1

頭の後ろで両手を組む

※これが基本姿勢です。

2

顔と目を右に向ける

鼻から息を吸いながら、顔と目をできるだけ右へ向ける。そして、口から息を吐きながら1のポーズに戻る。

3

顔と目を左に向ける

鼻から息を吸いながら、顔と目をできるだけ左へ向ける。そして、口から息を吐きながら1のポーズに戻る。

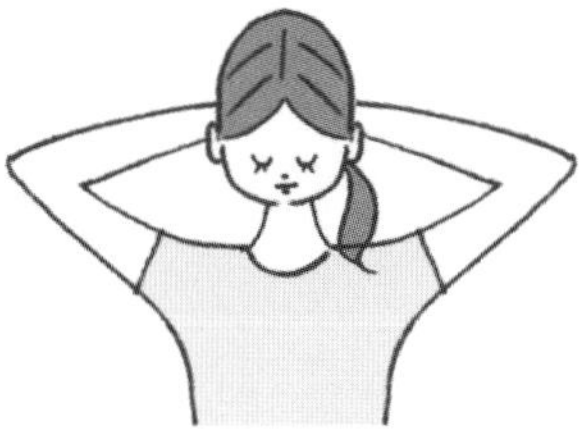

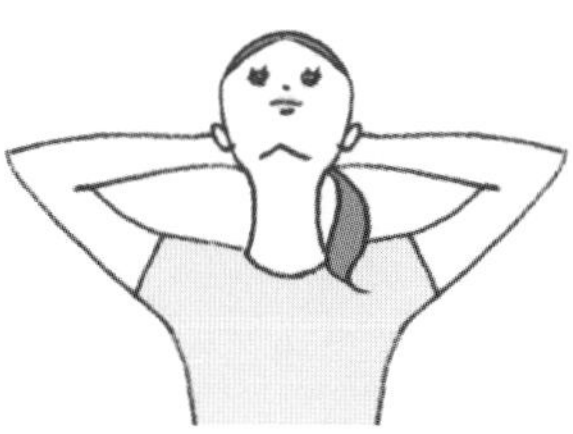

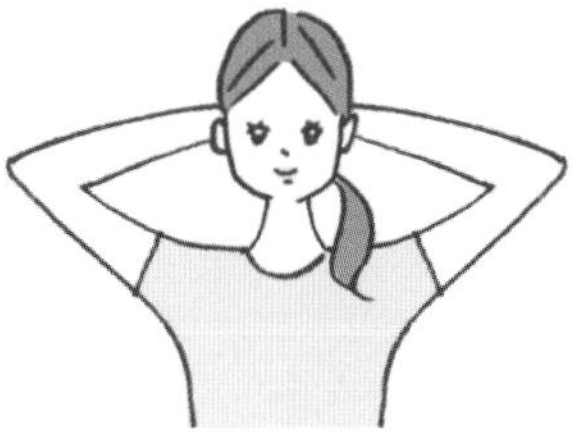

4

顔と目を下に向ける

鼻から息を吸いながら、顔と目をできるだけ下へ向ける。そして、口から息を吐きながら1のポーズに戻る。

5

顔と目を上に向ける

鼻から息を吸いながら、顔と目をできるだけ上へ向ける。

6

口から息を吐きながら1のポーズに戻る

※ここまでで1セットです。

ガボール・トレーニングの答え

同じアルファベットのものが同じガボール・パッチです

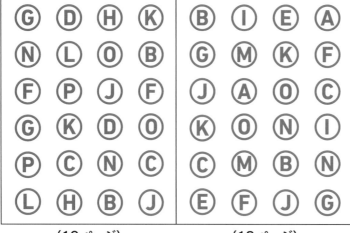

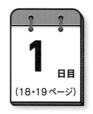

1 日目 (18・19ページ)

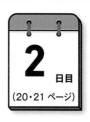

G	D	H	K	B	I	E	A
N	L	O	B	G	M	K	F
F	P	J	F	J	A	O	C
G	K	D	O	K	O	N	I
P	C	N	C	C	M	B	N
L	H	B	J	E	F	J	G

(19 ページ)　(18 ページ)

2 日目 (20・21 ページ)

M	E	I	L	E	K	I	D
H	P	F	B	C	P	M	F
M	D	O	K	N	A	H	K
F	I	P	A	L	F	E	N
K	A	E	O	P	D	M	C
D	L	H	B	H	I	A	L

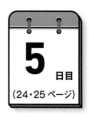

(21 ページ)　(20 ページ)

5 日目 (24・25 ページ)

A	E	P	K	K	M	C	I
O	M	D	L	D	E	O	A
F	I	H	M	O	P	G	K
B	K	O	P	I	L	D	P
I	L	B	E	A	G	M	E
H	F	A	D	H	C	H	L

(25 ページ)　(24 ページ)

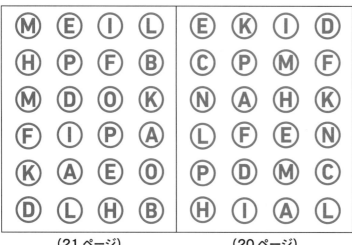

6日目
(26・27ページ)

A	N	B	G
M	K	J	C
G	E	F	I
O	C	N	E
J	I	O	B
F	A	M	K

(27ページ)

B	O	F	K
J	H	N	G
P	D	C	O
N	G	J	P
C	K	F	L
B	L	H	D

(26ページ)

9日目
(30・31ページ)

N	P	G	C	F
D	B	L	H	O
I	M	J	N	A
E	E	H	G	K
C	A	G	H	F
F	O	E	D	P
J	K	F	B	E
G	L	M	I	H

(31ページ)

I	K	J	C	F
D	F	B	N	H
O	D	M	D	A
L	C	E	A	C
P	C	B	G	B
A	H	A	O	I
J	N	P	L	B
G	D	M	K	E

(30ページ)

10日目
(32・33ページ)

C	N	E	O	P
P	B	P	D	M
H	O	N	I	G
M	J	K	O	L
L	D	M	N	M
A	O	G	K	C
P	I	J	E	F
F	H	B	N	A

(33ページ)

M	H	L	P	K
E	O	A	D	J
J	I	I	N	F
A	C	G	L	B
H	F	J	K	L
K	E	M	I	G
B	I	J	C	O
N	P	D	K	L

(32ページ)

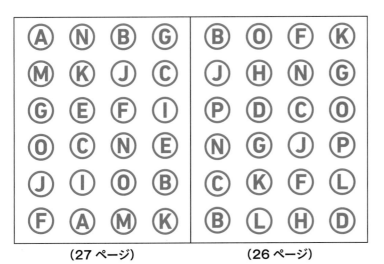

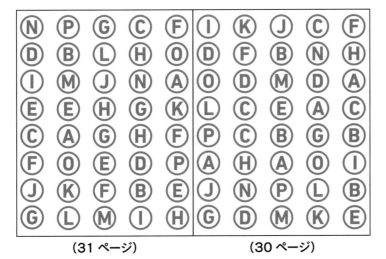

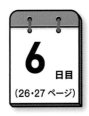

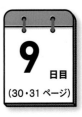

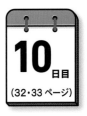

13日目 (36・37ページ)

O	N	O	L	G
E	F	A	E	I
I	A	M	K	B
B	K	D	P	H
G	N	L	J	H
C	G	I	J	A
B	M	P	A	G
J	L	B	F	K
H	O	M	E	F
O	F	P	K	J
E	P	D	N	I
L	N	H	C	M

(37ページ)

J	E	I	H	P
D	O	M	G	B
A	K	M	E	B
I	H	A	L	D
N	B	F	K	L
C	L	A	N	C
G	K	M	F	J
L	N	K	I	G
F	J	B	O	H
C	H	I	D	E
E	D	F	N	A
J	P	G	M	C

(36ページ)

14日目 (38・39ページ)

F	B	G	O	C
B	G	I	N	B
M	O	F	H	J
A	P	C	L	K
E	I	I	P	D
J	H	N	C	H
K	A	M	G	D
E	D	L	J	A
O	B	H	F	J
C	I	E	P	N
E	M	A	D	O
P	N	F	M	G

(39ページ)

A	J	F	M	L
J	O	E	H	B
N	A	I	L	D
K	D	C	E	O
C	F	G	I	K
M	E	K	N	P
A	C	P	B	F
L	O	H	I	M
B	A	C	J	F
P	N	J	D	L
O	I	D	G	P
N	E	M	B	K

(38ページ)

17日目 (42・43ページ)

G	B	C	H	M	L	N
J	K	O	E	F	I	J
L	A	P	K	C	G	O
G	E	H	D	E	I	D
H	G	H	K	P	E	F
I	M	F	D	M	B	N
J	B	G	P	J	I	A
F	K	F	P	C	H	D
J	H	F	N	C	M	E
A	I	J	N	I	L	L
K	G	A	O	B	O	E

(43ページ)

F	N	E	N	A	H	I
A	G	K	A	D	J	C
E	F	K	B	E	B	P
A	B	M	D	G	P	B
J	H	I	H	M	F	K
L	O	D	F	G	O	D
C	D	E	C	C	E	A
G	P	C	A	P	L	B
O	L	K	O	G	J	F
F	D	N	B	M	H	I
L	I	M	J	N	E	C

(42ページ)

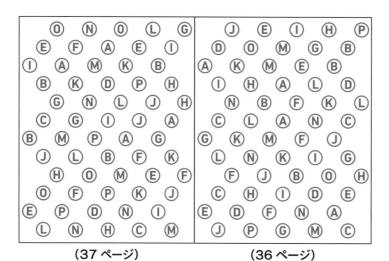

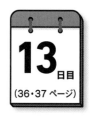

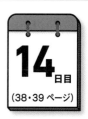

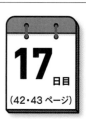

18日目
(44・45 ページ)

F	L	O	D	M	K	O
M	A	P	K	O	F	A
N	C	B	E	B	F	O
A	P	G	C	J	L	L
H	J	N	H	K	G	N
A	D	A	I	E	D	O
K	J	B	G	C	B	G
A	N	M	O	B	C	I
P	F	P	M	J	H	P
B	L	C	H	I	E	N
P	I	E	M	N	D	M

(45 ページ)

L	K	C	D	E	O	E
I	J	D	F	N	B	L
O	J	M	J	M	I	E
P	D	H	A	L	I	F
N	J	G	A	M	K	N
H	M	M	N	L	N	L
G	I	O	A	J	P	B
O	E	K	C	G	F	D
J	G	P	F	I	N	K
K	L	M	H	A	P	B
H	I	C	O	B	K	C

(44 ページ)

21日目
(48・49 ページ)

G	M	G	K	B	F	O	G	F	C
O									L
M		B	E	A	H	N	A		H
H		E					D		K
I		I			I		I		M
G		B			A		P		F
P		J			G		H		H
B		E			J		E		L
D		D	E	F	K		F		P
J							G		I
N	O	K	P	N	E	A	L		D
									O
C	H	A	C	F	L	M	J	C	N

(49 ページ)

L	I	C	G	J	B	E	E	H	G
H									O
D		O	A	D	A	N	A		F
M		D					N		K
P		A		G			F		N
E		I		C			D		E
C		M		A			H		P
M		D		G			E		K
H		L		C	I	L	M		B
F		E							J
L		D	B	I	J	O	K	P	B
P									
N	K	C	F	B	B	J	O	C	A

(48 ページ)

22日目
(50・51 ページ)

P	I	M	K	C	O	F	F	N	A
L									J
G		F	I	K	D	P	A		E
M		M					N		F
C		D			H		O		A
K		P			M		L		H
J		E			G		H		P
N		J			B		P		N
D		H	O	G	B		A		I
O							B		L
M	L	E	O	M	C	I	J		P
									E
G	A	B	K	N	D	O	A	N	C

(51 ページ)

O	I	E	O	C	A	I	P	J	M
A									E
N		H	E	B	L	K	I		H
M		J					C		D
M		G		F			N		I
K		K		D			K		M
L		D		G			E		J
P		L		N			G		O
J		F		N	H	P	B		L
F		A							M
J		L	O	I	C	P	I	H	K
G									
F	B	L	M	J	K	C	A	B	D

(50 ページ)

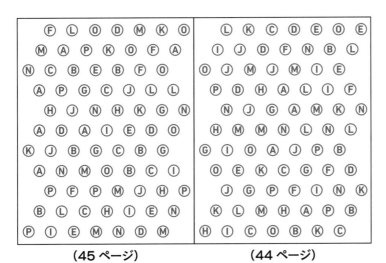

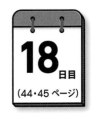

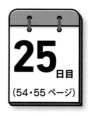

25日目
(54・55ページ)

Ⓗ	Ⓞ	Ⓖ	Ⓒ	Ⓘ	Ⓕ	Ⓙ	Ⓒ	Ⓖ	Ⓘ
Ⓗ									
Ⓐ	Ⓝ	Ⓙ	Ⓝ	Ⓗ	Ⓜ	Ⓖ	Ⓓ	Ⓜ	Ⓙ
									Ⓕ
Ⓚ	Ⓓ	Ⓕ	Ⓙ	Ⓟ	Ⓘ	Ⓕ	Ⓟ	Ⓚ	Ⓓ
Ⓔ									
Ⓘ	Ⓟ	Ⓛ	Ⓕ	Ⓗ	Ⓒ	Ⓘ	Ⓞ	Ⓙ	Ⓔ
									Ⓗ
Ⓛ	Ⓖ	Ⓝ	Ⓑ	Ⓔ	Ⓙ	Ⓜ	Ⓛ	Ⓓ	Ⓚ
Ⓘ									
Ⓐ	Ⓒ	Ⓔ	Ⓛ	Ⓑ	Ⓖ	Ⓟ	Ⓐ	Ⓔ	Ⓕ
									Ⓔ
Ⓗ	Ⓑ	Ⓚ	Ⓖ	Ⓝ	Ⓞ	Ⓑ	Ⓜ	Ⓐ	Ⓞ

(55ページ)

Ⓑ	Ⓐ	Ⓗ	Ⓔ	Ⓕ	Ⓖ	Ⓑ	Ⓞ	Ⓛ	Ⓙ
									Ⓕ
Ⓞ	Ⓟ	Ⓒ	Ⓞ	Ⓛ	Ⓔ	Ⓙ	Ⓒ	Ⓓ	Ⓘ
Ⓘ									
Ⓟ	Ⓙ	Ⓐ	Ⓖ	Ⓓ	Ⓒ	Ⓑ	Ⓕ	Ⓞ	Ⓝ
									Ⓚ
Ⓛ	Ⓔ	Ⓚ	Ⓓ	Ⓝ	Ⓑ	Ⓖ	Ⓗ	Ⓔ	Ⓟ
Ⓝ									
Ⓐ	Ⓒ	Ⓐ	Ⓜ	Ⓚ	Ⓐ	Ⓑ	Ⓙ	Ⓑ	Ⓜ
									Ⓕ
Ⓔ	Ⓓ	Ⓗ	Ⓚ	Ⓒ	Ⓓ	Ⓘ	Ⓔ	Ⓐ	Ⓕ
Ⓓ									
Ⓟ	Ⓜ	Ⓛ	Ⓘ	Ⓗ	Ⓖ	Ⓝ	Ⓜ	Ⓒ	Ⓕ

(54ページ)

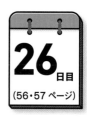

26日目
(56・57ページ)

Ⓜ	Ⓞ	Ⓗ	Ⓛ	Ⓑ	Ⓜ	Ⓕ	Ⓙ	Ⓜ	Ⓟ
Ⓑ									
Ⓞ	Ⓛ	Ⓒ	Ⓐ	Ⓟ	Ⓑ	Ⓓ	Ⓑ	Ⓒ	Ⓝ
									Ⓐ
Ⓙ	Ⓚ	Ⓕ	Ⓞ	Ⓚ	Ⓐ	Ⓑ	Ⓔ	Ⓝ	Ⓗ
Ⓖ									
Ⓚ	Ⓛ	Ⓕ	Ⓙ	Ⓖ	Ⓝ	Ⓟ	Ⓗ	Ⓜ	Ⓘ
									Ⓖ
Ⓙ	Ⓞ	Ⓐ	Ⓓ	Ⓝ	Ⓟ	Ⓓ	Ⓐ	Ⓒ	Ⓝ
Ⓔ									
Ⓘ	Ⓔ	Ⓕ	Ⓘ	Ⓞ	Ⓜ	Ⓚ	Ⓒ	Ⓟ	Ⓓ
									Ⓟ
Ⓐ	Ⓖ	Ⓝ	Ⓞ	Ⓜ	Ⓗ	Ⓑ	Ⓛ	Ⓔ	Ⓘ

(57ページ)

Ⓐ	Ⓝ	Ⓞ	Ⓓ	Ⓟ	Ⓑ	Ⓛ	Ⓔ	Ⓜ	Ⓗ
									Ⓛ
Ⓒ	Ⓘ	Ⓙ	Ⓚ	Ⓛ	Ⓝ	Ⓔ	Ⓖ	Ⓑ	Ⓑ
Ⓝ									
Ⓞ	Ⓑ	Ⓕ	Ⓛ	Ⓒ	Ⓗ	Ⓟ	Ⓐ	Ⓖ	Ⓘ
									Ⓟ
Ⓙ	Ⓔ	Ⓙ	Ⓕ	Ⓘ	Ⓚ	Ⓓ	Ⓙ	Ⓓ	Ⓚ
Ⓜ									
Ⓔ	Ⓒ	Ⓒ	Ⓗ	Ⓐ	Ⓞ	Ⓖ	Ⓕ	Ⓘ	Ⓛ
									Ⓜ
Ⓗ	Ⓙ	Ⓟ	Ⓝ	Ⓓ	Ⓚ	Ⓜ	Ⓛ	Ⓝ	Ⓐ
Ⓚ									
Ⓝ	Ⓜ	Ⓘ	Ⓚ	Ⓖ	Ⓙ	Ⓞ	Ⓕ	Ⓘ	Ⓜ

(56ページ)

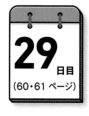

29日目
(60・61ページ)

Ⓚ	Ⓔ	Ⓙ	Ⓛ	Ⓞ	Ⓓ	Ⓝ	Ⓛ	Ⓒ	Ⓗ
Ⓞ	Ⓒ	Ⓑ	Ⓒ	Ⓙ	Ⓔ	Ⓞ	Ⓑ	Ⓙ	Ⓞ
Ⓒ	Ⓑ	Ⓐ	Ⓟ	Ⓔ	Ⓙ	Ⓒ	Ⓐ	Ⓓ	Ⓐ
Ⓔ	Ⓓ	Ⓔ	Ⓕ	Ⓑ	Ⓛ	Ⓟ	Ⓒ	Ⓐ	Ⓕ
Ⓙ	Ⓘ	Ⓕ	Ⓑ	Ⓐ	Ⓑ	Ⓔ	Ⓔ	Ⓟ	Ⓑ
Ⓕ	Ⓙ	Ⓒ	Ⓗ	Ⓗ	Ⓟ	Ⓚ	Ⓝ	Ⓞ	Ⓚ
Ⓑ	Ⓕ	Ⓘ	Ⓖ	Ⓕ	Ⓒ	Ⓜ	Ⓙ	Ⓖ	Ⓙ
Ⓓ	Ⓞ	Ⓜ	Ⓜ	Ⓜ	Ⓞ	Ⓓ	Ⓘ	Ⓑ	Ⓒ
Ⓗ	Ⓛ	Ⓚ	Ⓝ	Ⓖ	Ⓗ	Ⓛ	Ⓖ	Ⓗ	Ⓜ
Ⓘ	Ⓐ	Ⓟ	Ⓘ	Ⓛ	Ⓐ	Ⓕ	Ⓗ	Ⓔ	Ⓝ
Ⓝ	Ⓖ	Ⓛ	Ⓔ	Ⓝ	Ⓚ	Ⓘ	Ⓓ	Ⓜ	Ⓟ
Ⓟ	Ⓜ	Ⓝ	Ⓙ	Ⓘ	Ⓖ	Ⓖ	Ⓟ	Ⓝ	Ⓔ
Ⓐ	Ⓚ	Ⓓ	Ⓚ	Ⓒ	Ⓕ	Ⓐ	Ⓜ	Ⓚ	Ⓖ
Ⓜ	Ⓗ	Ⓞ	Ⓐ	Ⓟ	Ⓝ	Ⓑ	Ⓚ	Ⓘ	Ⓓ
Ⓛ	Ⓟ	Ⓖ	Ⓓ	Ⓓ	Ⓘ	Ⓗ	Ⓕ	Ⓛ	Ⓛ
Ⓖ	Ⓝ	Ⓗ	Ⓞ	Ⓚ	Ⓜ	Ⓙ	Ⓞ	Ⓕ	Ⓘ

(61ページ)

Ⓖ	Ⓛ	Ⓐ	Ⓝ	Ⓟ	Ⓞ	Ⓝ	Ⓙ	Ⓝ	Ⓟ
Ⓚ	Ⓔ	Ⓝ	Ⓛ	Ⓒ	Ⓐ	Ⓑ	Ⓝ	Ⓖ	Ⓐ
Ⓜ	Ⓝ	Ⓑ	Ⓞ	Ⓛ	Ⓑ	Ⓞ	Ⓗ	Ⓐ	Ⓒ
Ⓐ	Ⓕ	Ⓟ	Ⓗ	Ⓓ	Ⓔ	Ⓗ	Ⓓ	Ⓜ	Ⓞ
Ⓗ	Ⓘ	Ⓕ	Ⓓ	Ⓑ	Ⓗ	Ⓚ	Ⓔ	Ⓒ	Ⓓ
Ⓒ	Ⓐ	Ⓘ	Ⓖ	Ⓜ	Ⓜ	Ⓒ	Ⓕ	Ⓚ	Ⓝ
Ⓟ	Ⓒ	Ⓒ	Ⓙ	Ⓐ	Ⓒ	Ⓐ	Ⓒ	Ⓗ	Ⓜ
Ⓓ	Ⓙ	Ⓜ	Ⓔ	Ⓙ	Ⓖ	Ⓘ	Ⓑ	Ⓛ	Ⓙ
Ⓔ	Ⓖ	Ⓙ	Ⓚ	Ⓝ	Ⓙ	Ⓙ	Ⓖ	Ⓟ	Ⓚ
Ⓕ	Ⓓ	Ⓛ	Ⓕ	Ⓞ	Ⓛ	Ⓜ	Ⓐ	Ⓕ	Ⓛ
Ⓛ	Ⓜ	Ⓗ	Ⓐ	Ⓔ	Ⓟ	Ⓔ	Ⓛ	Ⓙ	Ⓖ
Ⓞ	Ⓞ	Ⓖ	Ⓑ	Ⓘ	Ⓝ	Ⓕ	Ⓞ	Ⓞ	Ⓔ
Ⓙ	Ⓑ	Ⓔ	Ⓒ	Ⓕ	Ⓘ	Ⓓ	Ⓜ	Ⓘ	Ⓕ
Ⓘ	Ⓚ	Ⓓ	Ⓜ	Ⓖ	Ⓓ	Ⓖ	Ⓟ	Ⓓ	Ⓘ
Ⓝ	Ⓗ	Ⓚ	Ⓘ	Ⓗ	Ⓚ	Ⓟ	Ⓚ	Ⓑ	Ⓑ
Ⓑ	Ⓟ	Ⓞ	Ⓟ	Ⓚ	Ⓕ	Ⓛ	Ⓘ	Ⓔ	Ⓗ

(60ページ)

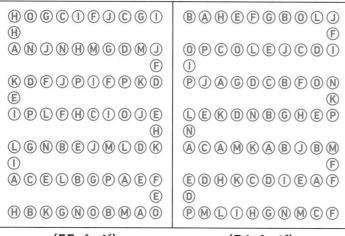

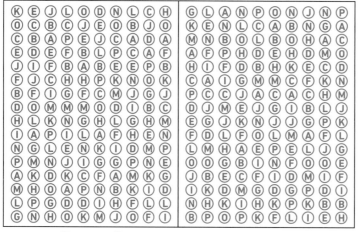

30日目
(62・63ページ)

P	A	H	B	E	M	H	F	I	B
N	G	G	I	D	F	G	I	F	M
G	M	K	G	G	I	C	P	A	D
B	K	O	P	P	O	I	C	M	C
D	L	B	H	A	D	O	D	P	H
C	N	L	C	N	N	J	O	E	F
H	H	D	O	M	G	E	H	L	J
F	E	A	N	L	H	F	J	N	I
M	J	N	A	O	E	M	M	H	K
A	D	P	K	B	L	N	B	O	P
L	P	E	E	F	K	P	E	G	O
O	C	J	F	K	C	K	A	C	A
I	F	I	L	C	B	B	N	D	E
E	O	F	J	J	J	D	K	K	L
K	I	M	D	H	A	L	L	J	G
J	B	C	M	I	P	A	G	B	N

(63ページ)

D	O	K	J	I	F	J	A	D	C
I	D	F	C	E	H	N	H	O	L
F	M	M	O	O	O	B	C	N	K
E	K	H	D	A	J	F	I	I	N
L	G	J	E	F	C	L	P	A	G
A	F	L	I	P	D	A	B	L	O
G	E	I	H	G	L	E	K	F	M
B	J	E	P	L	E	M	D	J	I
P	C	D	M	K	N	C	F	C	P
O	H	P	A	B	B	G	M	E	E
J	N	O	L	C	M	O	N	M	D
N	B	G	G	N	P	D	J	B	H
K	A	A	N	H	K	H	G	G	A
H	L	C	B	D	G	K	E	K	J
M	I	N	K	M	I	I	O	H	B
C	P	B	F	J	A	P	L	P	F

(62ページ)

写真トレーニングの答え

11日目
(34ページ)

16羽

31日目
(64ページ)

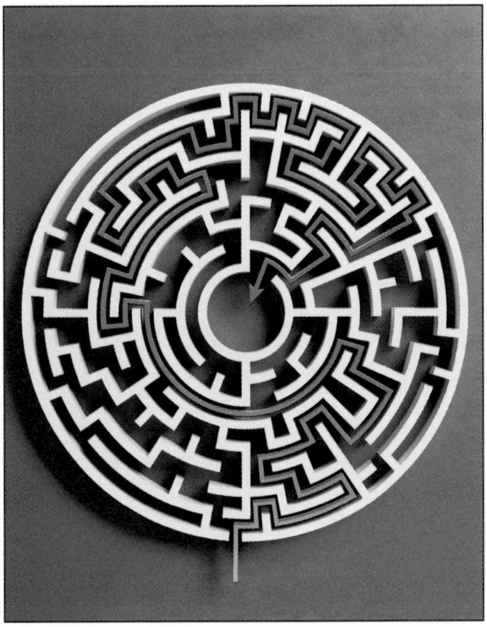

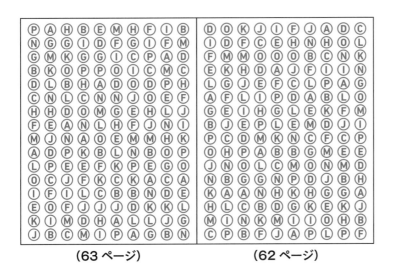

【監修者紹介】

本部千博（ほんべ・かずひろ）

眼科医。ほんべクリニック院長。日本ホリスティック医学協会顧問。

1985年、岐阜大学医学部卒業。内科医として勤務後、1989年、岐阜大学医学部眼科学教室入局。2005年、名古屋市に「ほんべ眼科」を開業（2018年より眼科・統合医療ほんべクリニックに改称)。「近視は病気である」をモットーに、独自の視力回復法や生活指導によって近視予防や老眼の進行防止に力を入れている。

主な著書に『老眼は「脳のトレーニング」で回復する』、監修書に『1日3分！ 視力回復日めくり』『寝る前に見るだけで近視・老眼がよくなる魔法の写真31』『1日3分あそぶだけ！ 子どもの目がぐんぐんよくなるトレーニングゲーム』（以上、PHP研究所）などがある。

▸ 参考文献

「ガボール視覚刺激と空間定位」蘆田宏（VISION Vol.18,No.1,23-27,2006)、『近視は治る 心と視力のメカニズム』ジェイコブ・リバーマン著・飯村大助訳（日本教文社)、『1日5分！ 視力がみるみる良くなる本』本部千博（三笠書房)、『視力がぐーんとよくなる写真』本部千博（マキノ出版)、『1日1分見るだけで目がよくなる眼筋ストレッチ30日』本部千博（宝島社)、『老眼は「脳のトレーニング」で回復する』『眼科医が解説！ 子どもの近視は「脳」で治す』『寝る前に見るだけで近視・老眼がよくなる魔法の写真31』本部千博（以上、PHP研究所）

装幀・制作協力◎村田 隆（bluestone）

本文イラスト◎杉山美奈子

本文組版◎朝田春未

編集協力◎小林みゆき

写真提供◎ iStock

©iStockphoto.com/PeterAustin　©iStockphoto.com/carlofranco　©iStockphoto.com/olaser
©iStockphoto.com/RonTech2000　©iStockphoto.com/scibak　©iStockphoto.com/Sjo
©iStockphoto.com/ueapun　©iStockphoto.com/AlexPotemkin　©iStockphoto.com/Westersoe
©iStockphoto.com/horstgerlach　©iStockphoto.com/HayriEr　©iStockphoto.com/mantaphoto
©iStockphoto.com/MicroStockHub　©iStockphoto.com/Duncan_Andison
©iStockphoto.com/NaokiKim

脳を刺激！ 1日3分 ガボール・トレーニングで視力は回復する

2020年3月11日　第1版第1刷発行
2023年9月18日　第1版第7刷発行

監修者　本部千博

発行者　村上雅基

発行所　株式会社PHP研究所

京都本部　〒601-8411　京都市南区西九条北ノ内町11

〔内容のお問い合わせは〕暮らしデザイン出版部 ☎075-681-8732
〔購入のお問い合わせは〕普 及 グ ル ー プ ☎075-681-8818

印刷所　図書印刷株式会社

ISBN978-4-569-84633-0